口腔正畸临床病例解读

丛书主编　李　昂

主　　编　邹　蕊

副主编　王　军　刘楚峰　乔　虎

编　者　（按姓氏笔画排序）

　　　　王　军　司新芹　乔　虎　刘楚峰

　　　　李　煌　吴　勇　邹　敏　邹　蕊

　　　　郭昱成　唐　甜　雷　浪

图片编辑　马书羽　王　晶　王泰然　亢雪萍

　　　　吴诗阳　高　蓓

学术秘书　高金霞

世界图书出版公司

西安　北京　广州　上海

图书在版编目（CIP）数据

口腔正畸临床病例解读/邹蕊主编.—西安:世界图书出版西安有限公司,2022.4(2023.9重印)

（口腔临床病例解读丛书/李昂主编）

ISBN 978-7-5192-7764-2

Ⅰ.①口… Ⅱ.①李… ②邹… Ⅲ.①口腔矫形学-病案-分析 Ⅳ.①R783

中国版本图书馆 CIP 数据核字(2022)第 042033 号

书　　名	口腔正畸临床病例解读	
	KOUQIANG ZHENGJI LINCHUANG BINGLI JIEDU	
主　　编	邹　蕊	
责任编辑	杨　菲	
封面设计	新纪元文化传播	
出版发行	世界图书出版西安有限公司	
地　　址	西安市雁塔区曲江新区汇新路 355 号	
邮　　编	710061	
电　　话	029 - 87214941　029 - 87233647(市场营销部)	
	029 - 87234767(总编室)	
网　　址	http://www.wpcxa.com	
邮　　箱	xast@ wpcxa.com	
经　　销	新华书店	
印　　刷	陕西金和印务有限公司	
开　　本	889mm×1194mm　1/16	
印　　张	17	
字　　数	305 千字	
版次印次	2022 年 4 月第 1 版　2023 年 9 月第 2 次印刷	
国际书号	ISBN 978 - 7 - 5192 - 7764 - 2	
定　　价	168.00 元	

编者名单

（按姓氏笔画排序）

王　军（四川大学华西口腔医学院）

司新芹（西安交通大学口腔医学院）

乔　虎（西安交通大学口腔医学院）

刘楚峰（南方医科大学口腔医学院）

李　煌（南京大学口腔医学院）

吴　勇（上海交通大学口腔医学院，上海吴勇口腔诊所）

邹　敏（西安交通大学口腔医学院）

邹　蕊（西安交通大学口腔医学院）

郭昱成（西安交通大学口腔医学院）

唐　甜（四川大学华西口腔医学院）

雷　浪（南京大学口腔医学院）

图片编辑

马书羽（西安交通大学口腔医学院）

王　晶（西安交通大学口腔医学院）

王泰然（西安交通大学口腔医学院）

亢雪萍（西安交通大学口腔医学院）

吴诗阳（西安交通大学口腔医学院）

高　蓓（西安交通大学口腔医学院）

序 一

Preface

目前的中国无疑处在一个伟大的"新时代"，全面推进健康中国建设是新时代的要求之一。因此，时代对原有的医学专业教育也提出了新要求，即推进"新医科"建设，包括要加快培养"小病善治，大病善识，重病善转，慢病善管"的全科医学人才。"口腔健康、全身健康"，口腔医学教育是"健康口腔"建设的基石。随着倡导"以受教育者认知规律为中心"的教学理念的推广，口腔医学教育也必然有所创新，必然成为一种让读者学会反思、讨论、跨学科思维、自学和掌握学习的、以受教育者为中心的教育。据此，作为从事口腔医学临床、科研、教育及管理近 30 年的从业者，当世界图书出版西安有限公司提出出版一套"口腔临床病例解读丛书"以配合口腔医学教育创新的邀约时，我本人深感认同，愿意尽最大努力将这件事做好。

2018 年 2 月，项目正式启动。这套丛书计划由《牙体牙髓病临床病例解读》《牙周病临床病例解读》《口腔修复临床病例解读》《口腔正畸临床病例解读》《儿童口腔临床病例解读》组成。编辑首先发来了丛书策划思路与样章，提出"本套丛书旨在对口腔常见病、疑难病病例进行解读，重点在于讲授检查、治疗方法以及引导临床思维能力的构建；读者对象为口腔医学生和口腔医生；希望通过本书，读者能够领会临床的工作要点和工作技巧。"

"文章千古事，得失寸心知"。敢于接下这个任务的主要原因是我所在的教学医院有一批临床经验丰富、学术造诣精深的医生，同时，也有兄弟院校专家学者的大力支持。最终，本套丛书确定由西安交通大学口腔医学院、空军军医大学口腔医学院、四川大学华西口腔医学院、武汉大学口腔医学院、华中科技大学同济医学院附属协和医院口腔医学中心的同仁们协作撰写。《牙周病临床病例解读》的主编苟建重主任医师，是我27年前本科实习时的带教老师，医术精湛，极受患者信赖。我的另一位当年的带教老师蒋月桂主任医师，是《牙体牙髓病临床病例解读》的主编，特别"迷恋"根管治疗，临床技艺可谓"炉火纯青"。《口腔修复临床病例解读》的主编牛林主任医师，不但临床技术高超，也是我院修复专业教学、科研的核心骨干。《口腔正畸临床病例解读》的主编邹蕊博士是目前我院最年轻的主任医师，在数字化正畸领域成绩斐然。空军军医大学口腔医学院儿童口腔科的吴礼安教授，临床经验丰富，理论成果丰硕，教学水平高超，由他主编的《儿童口腔临床病例解读》一定能给读者带来全新的阅读体验。

经过一段时间的酝酿，2018年8月17日，我们召开了第一次座谈会，确定了全书的主要作者团队，完成了全书病例的系统设置，正式启动了编写工作。实际上，各位作者在临床实践中都已经积攒了丰富的典型病例库，一些病例在各级病例比赛中还获得过奖项。但为了将每种病例更好地展示给读者，我们还是进行了大量的补充和修订，力求尽善尽美。令人欣喜的是，经过2年多的艰苦努力，这套新颖、实用的病例解读丛书即将出版！

目前医学生的培养模式，推崇的是"以胜任力为导向的创新实践教学模式，培养应用型全科口腔医学人才"，因此，CBL（以临床病例为基础的学习方法）逐渐在医学教育中推广。但与之相应的教学资料仍然比较缺乏，尤其对以实践操作为主的口腔临床医学而言更是如此，希望本套丛书的出版，对口腔医学院校医学教育、住院医师培训、专科医师培训及继续医学教育阶段的医学生及医生带来一定的帮助。

李 昂

2020 年 3 月 11 日

序 二

近年来，随着对口腔材料、生物力学、生长发育研究的不断深入，口腔正畸的理论和技术在不断被拓宽；另一方面，我国的社会经济持续高速发展，人民对美好生活的需要正以前所未有的速度增长。这二者的叠加作用使得国内的口腔正畸学的临床实践蓬勃发展——越来越多的口腔全科医生正加入正畸的临床实践中来。对于初入门的正畸医生而言，很容易犯将正畸的目标片面化的错误。口腔正畸学的目标绝不是追求千人一面的"标准答案"，而是根据不同的自身条件寻求个性化的解决方案，最终达到功能适宜与长期稳定的颅面部和谐颜貌。这无疑对有些经验不足的口腔正畸医生提出了巨大的挑战。

学习的前提是了解口腔正畸的学科特点。自 Edward H. Angle 先生创立这门学科以来，口腔正畸学已有一百多年的发展历史。这期间很多学者做出了卓越的贡献，提出了各种各样的分析诊断方法和治疗体系。然而，迄今仍无一套为所有正畸医生公认的诊断治疗方法，大到不同院校，小到每位医生，都有不同的选择与偏好。每一套体系都有自己特定的适用范围，学习的重难点不在浩如烟海的理论本身，而在如何根据患者特点灵活地选择、运用最适合的诊断和治疗体系。这本临床病例集全面展现了主诊医生的临床考量和治疗历程，阅读本书，广大的正畸初学者或有一定经验的临床医生都能有所收获。

本书主编邹蕊教授在华西口腔医学院接受了系统的口腔正

畸学培训，毕业后在西安交通大学口腔医院工作至今。十几年来一直坚持在口腔正畸的临床一线，对基础理论、发展热点都有着独到的认识和理解。在编纂过程中，编者们力求完整地展现各个病例从诊断分析到治疗结果的方方面面，同时兼顾不同错𬌗类型和不同治疗手段。值得一提的是，来自四川大学华西口腔医院、上海交通大学医学院附属第九人民医院、南京大学医学院附属口腔医院、南方医科大学口腔医院（广东省口腔医院）等院校的资深医生也参与到了本书的编写过程中，无疑能够更加全面地为读者展现临床思维的全过程。另外，本书也展示出了国内高水平院校的医生在临床诊疗过程中的"同"与"不同"，聪明的读者朋友也一定能博采众家之长。

　　编辑临床病例不是一件容易的工作，编者们从挑选合适的病例到图书印刷的每一步都付出了巨大的努力。如果把阅读比作一趟旅行，我衷心地希望读者朋友们能够不虚此行，这一定是编者们最为欣慰的事了。在此，我也一并对本书的付梓表示祝贺！

赵志河

2022 年 2 月 15 日

序 三

Preface

　　口腔正畸学从诞生之日起就显示出强大的生命力，不断蓬勃发展。近年来，口腔正畸学的发展进入了快车道，尤其是数字化正畸和新技术、新材料更是为口腔正畸临床带来了翻天覆地的变革，这促使正畸医生们不断地学习。然而，积淀深厚且不断更新的理论知识体系涉及生物学、生物力学、材料学、颜面美学等等，可以说浩如烟海，尤其对初学者而言，要在短时间内掌握更是不可能完成的任务。大多专业的书籍或侧重理论讲授，或聚焦某一种临床技术，对于正畸初学者，往往是窥一斑而难见全豹。因此，编者希望能够通过这本完全聚焦于临床病例的病例集，对临床常见病例的分析、各种治疗手段和方法的应用稍加总结，作为专业教科书的补充，从临床的角度为正畸初学者和全科医生打开全面认识正畸的大门，力求不偏不倚。

　　病例中的诊断、治疗方案看似容易，实则无处不需要缜密系统的临床思维。而在学习的过程中，将片段式的知识点融会贯通并升华形成完善系统的逻辑思维，绝非易事。加上近年来复杂疑难病例不断增多，多学科合作治疗的需求日益增加，了解跨学科知识，学习资料完善的成功病例无疑是高效便捷的途径。

　　本书以临床常见病分类为重点总结各类病例，病例选择兼顾正畸患者的各个发育阶段，每类中尽可能按照难易程度排序。同时，由于临床技术及材料的迅猛发展，除临床常规矫治技术外，设置介绍临床新技术的章节，如舌侧矫治、隐形矫治等。除此以外，为多学科联合治疗复杂病例设置专门的章节也是本书的特色之一。每例病例从临床检查、诊断分析、矫治方案设计、矫治过程、矫治结果及矫治体会多方面进行详细阐述，力图再现临床诊疗的全过程。矫治体会部分总结了本病例的特点、临床操作要点及注意事项等，是病例提供者多年临床经验的总结，可帮助读者全面了解此类病例的临床要点，知其然也知其所以然，达到触类旁通的效果。无论是年轻正畸医生，还是刚刚开始接触正畸的全科医生，希望本书可以成为诊间椅旁的常备书，遇到相似患者时即可随手翻阅。

本书所选病例均来自四川大学华西口腔医院、上海交通大学医学院附属第九人民医院、南京大学医学院附属口腔医院、南方医科大学口腔医院（广东省口腔医院）及西安交通大学口腔医院等业内知名高校正畸科，在临床、教学经验丰富的资深医生指导下完成。头影测量描记图和重叠图采用 Uceph 软件完成，最大限度地保证本书中诊断、治疗的科学性、典型性和代表性。另外，本书为"口腔临床病例解读丛书"的正畸分册，全科医生在临床中遇到的其他问题也可参阅本系列丛书的其他分册。

图书编写是一项事无巨细的工作，也是一项收获颇丰的工作。笔者在病例收集整理的过程中，愈发感受到收集整理临床资料的重要性。许多病例结果完美，却苦于找不到初诊资料，因而不得不忍痛割爱，令人扼腕叹息。同时，整理这些病例的过程也是编者们二次学习和总结经验的过程，很多病例在进行深入分析后脉络才变得更加清晰。因此，更加希望能通过本书的出版，为年轻医生们提供正畸临床资料收集的基本模板，并结合自身的工作进行升级加强，总结经验，学以致用。

在本书的编写过程中，承蒙多位编者们精心选择大量病例，有了他们的无私付出，本书才能最终得以付梓，在此表示诚挚的谢意。由衷感谢中华口腔医学会口腔正畸专委会前任主任委员、我敬爱的导师赵志河教授在百忙之中亲笔为本书写序。正是在赵老师"身正为师，德高为范"的感召下，我也走上正畸教学的道路。最后，感谢完成病例的研究生和一线医生们，因为有你们的辛勤工作，这些资料完整、结果满意的病例才得以呈现。

春去秋来，几易其稿，本书编者们力求呈现一份最满意的答卷。然时间、人力有限，在编纂过程中难免挂一漏万，希望各位读者朋友们不吝赐教。

邹 蕊

2022 年 3 月 18 日

前 言

Foreword

　　口腔正畸学是口腔医学中较为特殊的一门学科。正畸患者治疗周期长、美观要求高，不仅要求正畸医生诊断正确、治疗合理，更需要注重实践过程中的许多细节问题。近年来伴随着正畸患者成人化趋势，需要多学科合作的复杂病例也越来越常见，这对正畸医生的临床系统思维和临床技能均提出了更高的要求。目前，国内外有许多正畸学理论著作，然而往往离临床实践稍有距离，所以正畸医生在下大力气系统学习大部头著作后，临床实践中还是不免"拔剑四顾心茫然"。

　　古人云：操千曲而后晓声，观千剑而后识器。掌握一门技术最快的方法就是尽可能多地实践，或是借鉴别人成功的实践经验。然而，由于正畸治疗的长期性和患者情况的复杂性，要在短期内通过自己接诊迅速全面地提升临床水平，难度非常大。为了方便大家学以致用、学而有思，一本与临床实践关系最为密切的病例集或许可以带来些许参考和帮助。

　　本书分为7个部分54例病例，每部分依次讨论安氏Ⅰ类错𬌗矫治、安氏Ⅱ类错𬌗矫治、安氏Ⅲ类错𬌗矫治、正畸-正颌联合矫治严重骨型错𬌗畸形、多学科联合矫治复杂错𬌗畸形、舌侧矫治、隐形矫治，在病例的选择中兼顾高角、低角患者，骨性、牙性问题，手术优先、普通顺序的手术治疗，力求尽可能全面地展示临床上常见的病例种类和治疗方法。本书主编业已在正畸行业中勤耕十数载，经验丰富，编者中更是不乏各有所长的行家里手，共同精选病例，仔细讨论，完整地展现出从诊断分析到治疗实践的临床思维全过程。相信无论是刚入门的正畸研究生、进修生或是有一定经验的正畸医生都能有所收获。

临床上患者的情况千差万别，却又万变不离其宗，作为一名正畸医生，拥有扎实的基本功，方能做到"手中无剑，心中有剑"。因此，本书并不是一本可以按图索骥的武林秘笈，而是基本招式的有机组合。领会了常见病例的处理方法，以后自然还需要不断在临床实践中仔细体会个中妙处，以至触类旁通，胸有成竹。

春去秋来，编者们数易其稿，力求呈现一份最满意的答卷。然错误疏漏在所难免，希望各位读者朋友们不吝赐教。

邹　蕊

2022 年 3 月 18 日

目 录

Contents

第一部分

安氏Ⅰ类错𬌗矫治 ◀

病例 1 | 安氏 I 类上牙前突拔牙矫治

患者，女，9岁。

主 诉

上牙前突。

病 史

患者家属发现患者上牙前突，遂来我院求治，否认家族史、全身病史及过敏史。

检 查

颜面 正面均面型；侧貌凸面型，颏肌紧张，上下唇位靠前，颏位靠后，下颌角钝（图1-1）。

牙列 上下牙弓尖圆形，左右基本对称。恒牙列，16-26，36-46，25畸形中央尖，15、25舌倾。前牙I度深覆𬌗，深覆盖4mm，上中线右偏约2mm，下中线左偏0.5mm。左、右侧尖磨牙中性关系。口腔卫生状况一般，牙龈无炎症，黏膜无异常（图1-1）。

功能检查 患者否认有口腔不良习惯。下颌运动过程中，牙位与肌位一致，无早接触。张口度正常，张口型正常，张口过程中下颌无偏斜。无关节弹响及咬肌区压痛。

模型分析

1. 拥挤度：上颌1mm，下颌1mm。
2. Bolton比：前牙78.43%，全牙89.47%。
3. Spee曲线：2mm。

诊 断

1. 软组织：凸面型。
2. 骨型：骨性I类；均角。
3. 牙型：安氏I类；上前牙唇倾；前牙I度深覆𬌗，I度深覆盖。

治疗计划

暂不拔牙，直丝弓矫治，Damon Q矫治器，排齐整平上下牙列，调整中线，采用J钩或口外弓纠正露龈笑，根据矫治效果及侧貌情况决定是否拔牙。

修订计划：上下牙弓排齐整平后，由于上唇较前凸，与患者及其家长充分沟通后，拔除14、24、34、44，内收上下前牙，改善侧貌。

矫治时间

35个月。

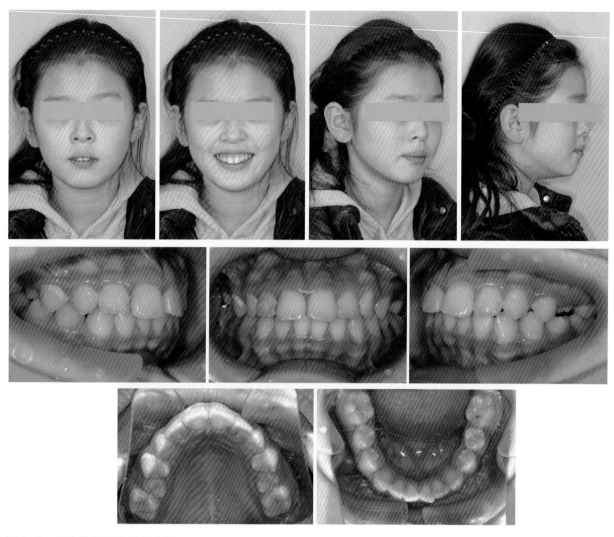

图 1-1　矫治前颜面像及口内像

弓丝序列

见表 1-1；见图 1-2、图 1-3。

表 1-1　矫治过程弓丝序列

颌位	弓丝顺序	时间	颌位	弓丝顺序	时间
上颌	0.014 英寸 CuNiTi 圆丝	1 个月	下颌	0.014 英寸 CuNiTi 圆丝	5 个月
	0.014 英寸 × 0.025 英寸 CuNiTi 方丝	7 个月		0.014 英寸 × 0.025 英寸 CuNiTi 方丝	5 个月
	0.016 英寸 NiTi 圆丝	1 个月		0.019 英寸 × 0.025 英寸 NiTi 方丝	3 个月
	0.016 英寸 × 0.022 英寸 NiTi 方丝	2 个月		0.017 英寸 × 0.025 英寸 不锈钢方丝	13 个月
	0.019 英寸 × 0.025 英寸 NiTi 方丝	2 个月		0.016 英寸 × 0.022 英寸 NiTi 方丝	2 个月
	0.018 英寸 × 0.025 英寸 不锈钢方丝	13 个月		0.017 英寸 × 0.025 英寸 不锈钢方丝	7 个月
	0.016 英寸 × 0.022 英寸 NiTi 方丝	2 个月			
	0.017 英寸 × 0.025 英寸 不锈钢方丝	7 个月			

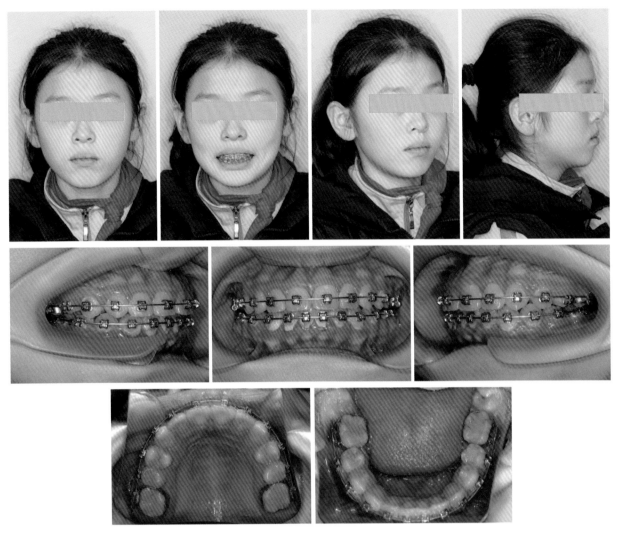

图 1-2　矫治中颜面像及口内像　排齐后上下唇较凸

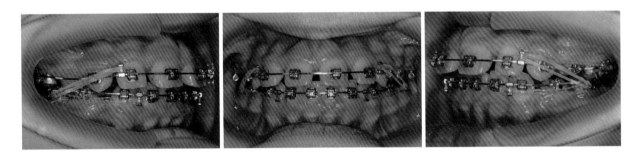

图 1-3　矫治中口内像　颌间Ⅱ类牵引

矫治结果

上下牙列排列整齐，前牙覆𬌗、覆盖正常，双侧尖磨牙咬合关系良好，上下牙弓中线与面

中线一致。X 线片显示，牙根平行度良好。侧貌明显改善（图 1-4 至 1-6，表 1-2）。

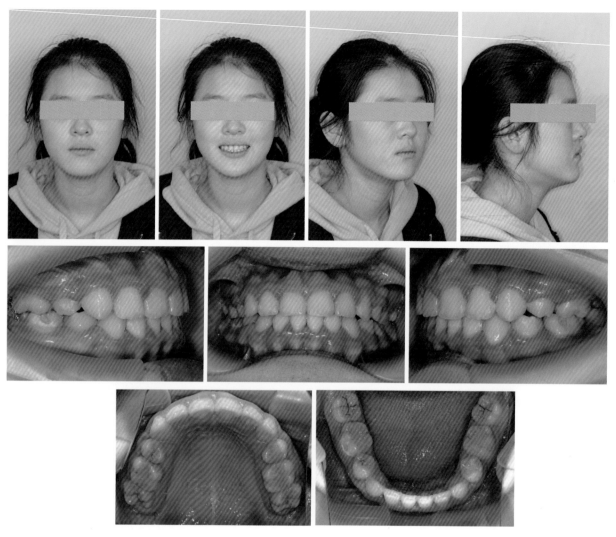

图 1-4　矫治后颜面像及口内像

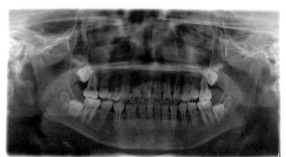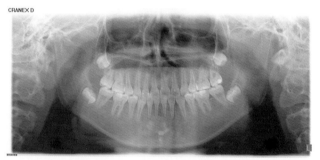

图 1-5　矫治前后全口曲面体层片比较

矫治体会

■问题一：该患者治疗过程需注意哪些问题？

该患者牙列拥挤不严重且处于生长发育阶段，治疗前牙弓呈尖圆形，侧貌前突不明显，患者家长不接受拔牙方案。可以采取诊断性治疗，在排齐整平后，根据生长带来的面型变化及患者的矫治要求决定是否拔牙治疗；滑动法关闭间隙时，配合适当角度的摇椅弓

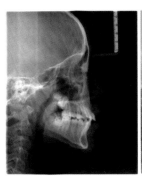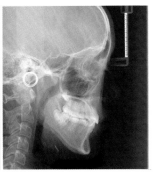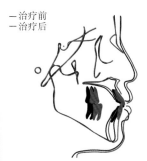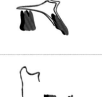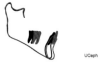

—治疗前
—治疗后

图 1-6　矫治前后头颅定位侧位片及重叠图

表 1-2　矫治前后头影测量分析

测量项目	正常值	治疗前	治疗后
SNA（°）	83.13 ± 3.60	79.6	80.9
SNB（°）	79.65 ± 3.20	78.1	79.0
ANB（°）	3.48 ± 1.69	1.4	1.9
Ptm-A（mm）	44.89 ± 2.76	43.9	45.5
Ptm-S（mm）	17.70 ± 2.24	13.1	14.7
Go-Po（mm）	72.53 ± 4.40	66.3	72.6
Pcd-S（mm）	17.48 ± 2.62	16.9	17.5
SN-MP（°）	32.85 ± 4.21	34.6	31.5
FMA（FH-MP）（°）	28.2 ± 5.45	28.6	23.9
U1-L1（Interincisal Angle）（°）	126.96 ± 3.54	117.1	124.1
U1-NA（°）	21.49 ± 5.92	35.4	23.1
U1-NA（mm）	4.05 ± 2.32	8.7	6.2
L1-NB（°）	28.07 ± 5.58	26.0	24.3
L1-NB（mm）	5.69 ± 2.05	5.6	2.4

能够防止前牙在内收过程中的转矩丢失；前磨牙区的箱状牵引能够在调整矢状向关系的同时提供一定的垂直向分力，帮助建立更紧密良好的咬合关系。

■问题二：矫治过程中纠正中线需注意哪些问题？

对于中线不齐的矫治应在间隙关闭的早期，利用间隙的再分配调整中线而不只是在间隙关闭完成后依靠不对称牵引。

（邹　蕊）

病例 2　安氏Ⅰ类深覆盖拔牙矫治

患者，女，14岁。

主诉

牙不齐，影响美观。

病史

患者自换牙后，自觉牙不齐，遂来我院求治，否认家族史、全身病史及过敏史。前牙有外伤史。

检查

颜面　正面均面型，左右对称；侧貌凸面型，上下唇位靠前，鼻唇角小，微笑露龈（图2-1）。

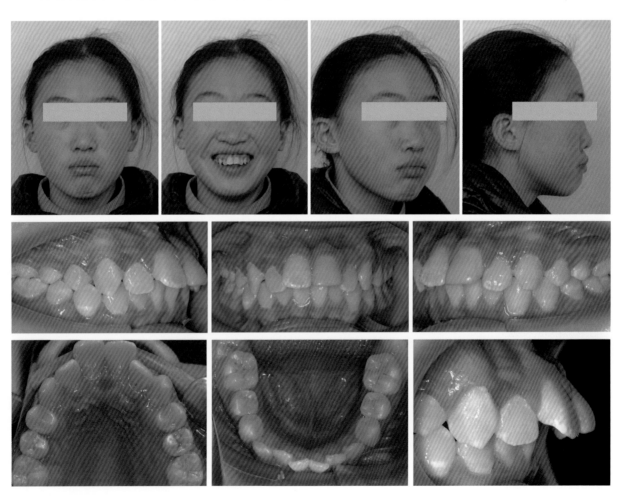

图2-1　矫治前颜面像及口内像

牙列　上下牙弓卵圆形，左右基本对称；上下牙弓协调。恒牙列，16~26，36~46。前牙覆盖10mm，上下中线居中。双侧尖磨牙中性关系。口腔卫生状况一般，牙龈无炎症，黏膜无异常（图2-1）。

功能检查　患者自诉无口腔不良习惯。下颌运动过程中，牙位与肌位一致，无早接触。张口度正常，张口型正常，张口过程中下颌无偏斜。无关节弹响及咬肌区压痛。

模型分析

1. 拥挤度：上颌5.4mm，下颌0.7mm。
2. Bolton比：前牙74.46%，全牙87.94%。
3. Spee曲线：2.6mm。

诊　　断

1. 软组织：凸面型。
2. 骨型：骨性Ⅰ类；高角。
3. 牙型：安氏Ⅰ类；上牙列中度拥挤，下牙列轻度拥挤；前牙Ⅲ度深覆盖。

治疗计划

拔牙矫治，拔除14、24、34、44，直丝弓矫治技术，排齐整平上下牙列，解除拥挤，腭杆加强支抗，内收上前牙；精细调整咬合关系，矫治后牙列整齐，咬合良好，侧貌改善。

矫治时间

24个月。

弓丝序列

见表2-1；见图2-2、图2-3。

表2-1　矫治过程弓丝序列

颌位	弓丝顺序	时间
上颌	0.014英寸NiTi圆丝	2个月
	0.016英寸NiTi圆丝	2个月
	0.016英寸×0.022英寸NiTi方丝	2个月
	0.018英寸×0.025英寸NiTi方丝	2个月
	0.019英寸×0.025英寸不锈钢方丝	13个月
	0.016英寸×0.022英寸NiTi方丝	3个月
下颌	0.012英寸NiTi圆丝	2个月
	0.014英寸NiTi圆丝	2个月
	0.016英寸NiTi圆丝	2个月
	0.016英寸×0.022英寸NiTi方丝	2个月
	0.018英寸×0.025英寸NiTi方丝	2个月
	0.019英寸×0.025英寸不锈钢方丝	11个月
	0.016英寸×0.022英寸NiTi方丝	3个月

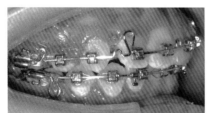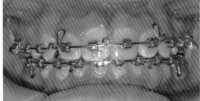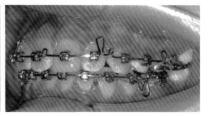

图2-2　矫治中口内像　关闭曲关闭拔牙间隙

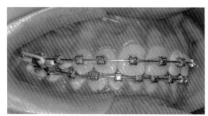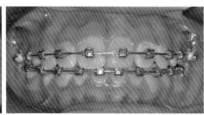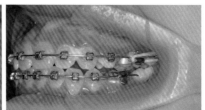

图2-3　矫治中口内像　第二磨牙萌出重新排齐

矫治结果

上下牙列排列整齐，前牙覆殆、覆盖正常，双侧尖磨牙咬合关系良好，上下牙弓中线与面中线一致。X线片显示，牙根平行度良好。侧貌改善明显（图2-4至2-6，表2-2）。

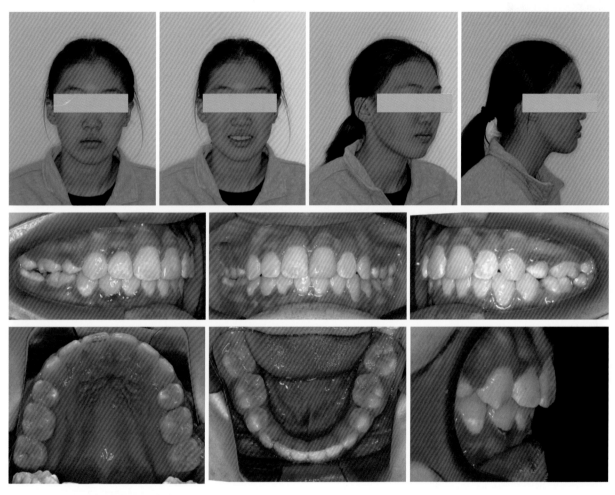

图2-4　矫治后颜面像及口内像

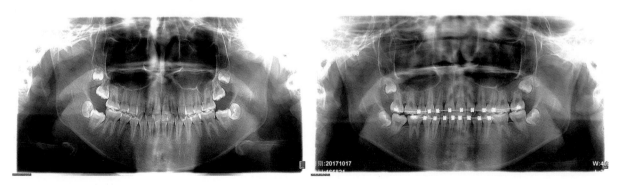

图2-5　矫治前后全口曲面体层片比较

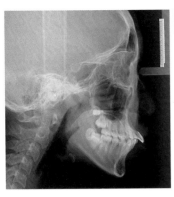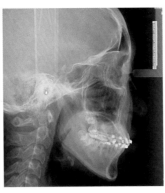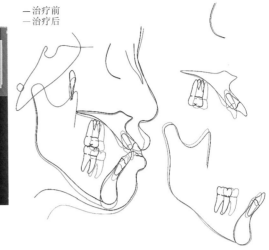

—治疗前
—治疗后

图 2-6　矫治前后头颅定位侧位片及重叠图

表 2-2　矫治前后头影测量分析

测量项目	正常值	治疗前	治疗后
SNA（°）	83.13 ± 3.60	77.80	78.00
SNB（°）	79.65 ± 3.20	76.80	76.60
ANB（°）	3.48 ± 1.69	1.00	1.40
WITS（mm）	−1.00 ± 1.00	0.00	−1.90
SN-MP（°）	32.85 ± 4.21	41.90	43.60
Y-axis（°）	65.34 ± 3.23	72.60	73.30
FH-MP（°）	31.10 ± 5.60	38.80	40.30
N-ANS（mm）	53.45 ± 2.77	55.20	55.60
ANS-Me（mm）	61.09 ± 3.36	63.90	66.50
S-Go（mm）	75.26 ± 4.70	76.40	77.60
S-Go/N-Me（%）	65.85 ± 3.83	63.50	62.50
ANS-Me/N-Me（%）	53.32 ± 1.84	53.10	53.90
U1-L1（°）	126.96 ± 8.54	99.80	125.50
U1-SN（°）	104.62 ± 6.02	127.10	104.00

矫治体会

■ 问题：上颌弓丝序列有何考量？

该患者安氏Ⅰ类，前牙Ⅲ度深覆盖，覆盖 10mm。为调整前牙覆盖，同时协调磨牙关系，设计拔除 4 个第一前磨牙的矫治方法。前牙覆盖大，上前牙回收时转矩控制十分重要。因此，在排齐阶段后，需及时使用不锈钢方丝控制转矩，防止上前牙过度倾斜移动，造成唇侧骨开窗、骨开裂。

（李　煌）

病例 3 | 青少年双颌前突拔牙矫治

患者，男，12岁。

主 诉

牙列不齐。

病 史

患者家属诉患者换牙后牙列不齐，遂来我

院求治。母亲有类似畸形，否认全身病史及过敏史。

检 查

颜面 正面均面型，右侧丰满；侧貌凸面型，颏肌紧张，下唇位靠前，颏位靠后（图3-1）。

牙列 上牙弓方圆形，下牙弓卵圆形，左

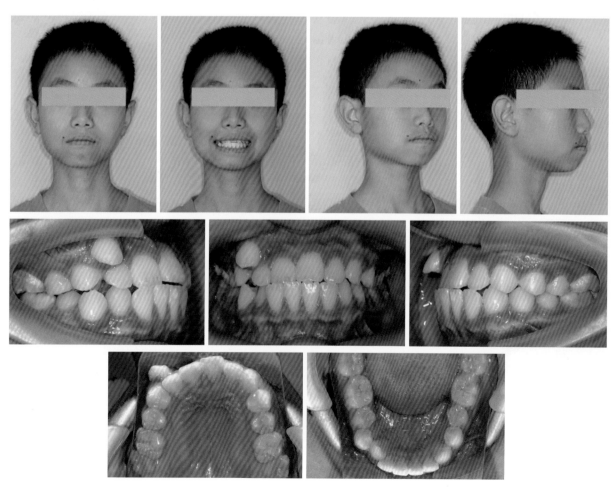

图3-1　矫治前颜面像及口内像

12

右基本对称。恒牙列，17~27，37~47。前牙反𬌗，反覆盖 1mm，上中线右偏 3mm，下中线右偏 1mm。双侧磨牙中性关系。口腔卫生状况一般，牙龈无炎症，黏膜无异常（图 3-1）。

功能检查　患者否认有口腔不良习惯。下颌运动过程中，牙位与肌位不一致，无早接触。张口度正常，张口型正常，张口过程中下颌无偏斜。无关节弹响及咬肌区压痛。

模型分析

1. 拥挤度：上颌 8mm，下颌 2mm。
2. Bolton 比：前牙 79.25%，全牙 90.26%。
3. Spee 曲线：2mm。

诊　　断

1. 软组织：凸面型。
2. 骨型：骨性 I 类；低角。
3. 牙型：安氏 I 类；上牙列中度拥挤，下牙列轻度拥挤；上下前牙唇倾。

治疗计划

拔牙矫治，拔除 14、24、34、44。直丝弓矫治技术，Damon Q 矫治器。排齐整平上下牙列，解除拥挤，内收上下前牙，协调尖磨牙关系及咬合。矫治后侧貌改善。

矫治时间

17 个月。

弓丝序列

见表 3-1；见图 3-2、图 3-3。

表 3-1　矫治过程弓丝序列

颌位	弓丝顺序	时间
上颌	0.014 英寸 CuNiTi 圆丝	4 个月
	0.018 英寸 NiTi 圆丝	2 个月
	0.014 英寸 × 0.025 英寸 CuNiTi 方丝	2 个月
	0.017 英寸 × 0.025 英寸 不锈钢方丝	7 个月
	0.016 英寸 NiTi 圆丝	2 个月
下颌	0.014 英寸 CuNiTi 圆丝	4 个月
	0.014 英寸 × 0.025 英寸 CuNiTi 方丝	2 个月
	0.016 英寸 × 0.022 英寸 NiTi 方丝	2 个月
	0.017 英寸 × 0.025 英寸 不锈钢方丝	7 个月
	0.016 英寸 NiTi 圆丝	2 个月

矫治结果

上下牙列排列整齐，前牙覆𬌗、覆盖正常，双侧尖磨牙咬合关系良好。X 线片显示，牙根平行度良好。侧貌改善（图 3-4 至 3-6，表 3-2）。

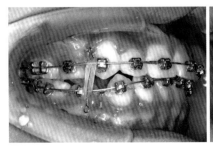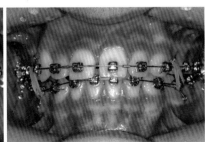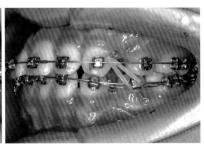

图 3-2　矫治过程中口内像　整平𬌗曲线

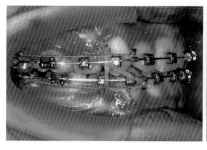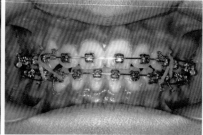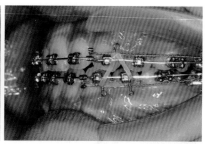

图 3-3 矫治过程中口内像 咬合精细调整

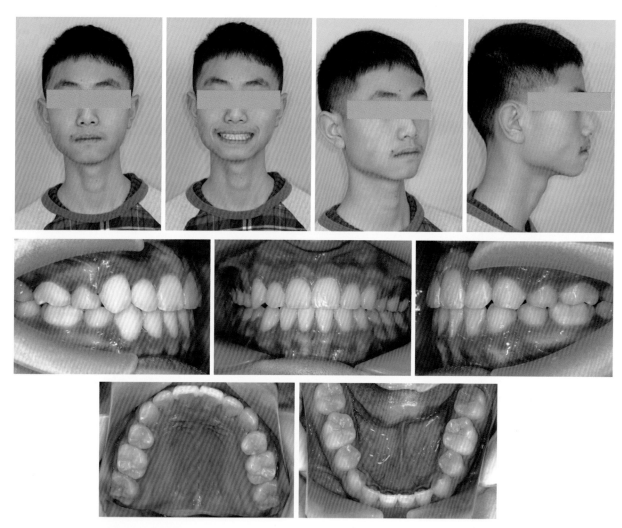

图 3-4 矫治后颜面像及口内像

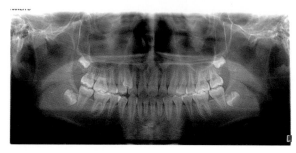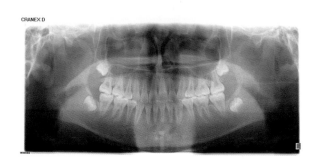

图 3-5 矫治前后全口曲面体层片比较

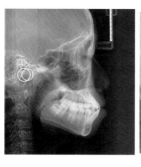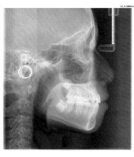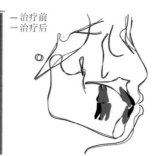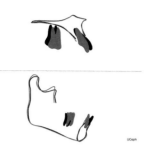

—治疗前
—治疗后

图 3-6　矫治前后头颅定位侧位片及重叠图

表 3-2　矫治前后头影测量分析

测量项目	正常值	治疗前	治疗后
SNA（°）	83.13 ± 3.60	86.1	86.3
SNB（°）	79.65 ± 3.20	84.6	84.7
ANB（°）	3.48 ± 1.69	1.5	1.7
Ptm-A (mm)	44.89 ± 2.76	50.1	50.1
Ptm-S (mm)	17.70 ± 2.24	21.5	20.4
Go-Po (mm)	72.53 ± 4.40	78.7	78.8
Pcd-S (mm)	17.48 ± 2.62	18.4	19.8
SN-MP（°）	32.85 ± 4.21	25.0	26.8
FMA（FH-MP）（°）	28.2 ± 5.45	16.9	18.0
U1-L1（Interincisal Angle）（°）	126.96 ± 3.54	104.0	130.4
U1-NA（°）	21.49 ± 5.92	35.9	22.4
U1-NA（mm）	4.05 ± 2.32	7.3	3.0
L1-NB（°）	28.07 ± 5.58	38.6	25.5
L1-NB（mm）	5.69 ± 2.05	8.9	2.8

矫治体会

■问题：对于该患者矫治过程中的思考？

本例为青少年骨性Ⅰ类、安氏Ⅰ类的患者，侧貌为凸面型，颏部发育不足，上下前牙唇倾，上颌中度拥挤。矫治中充分利用上颌拔牙间隙，解除拥挤并尽可能内收上前牙，使侧貌改善。

早期于前磨牙区利用轻力弹性牵引纠正Spee曲线，调整咬合关系，收到了良好的效果，可缩短疗程。

不锈钢方丝联合摇椅弓的使用有助于在关闭间隙前期咬合的打开，在间隙关闭中也可以抵抗钟摆效应。

（邹　蕊）

患者，女，16岁。

要求矫正牙齿不齐。

患者自换牙后，自觉牙不齐，遂来我院求治，否认家族史、全身病史及过敏史。

颜面　正面均面型，左侧丰满；侧貌凸面型（图4-1）。

牙列　上下牙弓方圆形。恒牙列，17~27，37~47；双侧磨牙中性关系；上中线右偏约

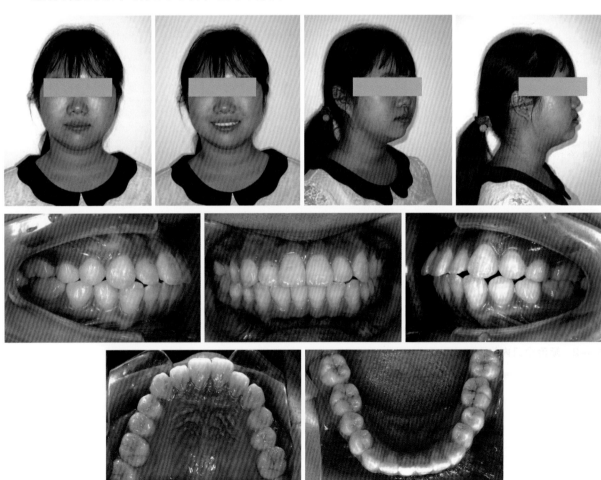

图4-1　矫治前颜面像及口内像

16

1mm。口腔卫生状况一般，牙龈及黏膜无明显异常，牙周情况无明显异常（图 4-1）。

功能检查　下颌运动过程中，牙位与肌位一致，无早接触；张口度正常，张口型正常，张口过程中下颌无偏斜；右侧关节张口末弹响，关节及咬肌区无压痛。

模型分析

1. 拥挤度：上颌 1 mm，下颌 0.5 mm。
2. Bolton 比：前牙 79.7%，全牙 91.8%。
3. Spee 曲线：2.5 mm。

诊　断

1. 软组织：凸面型。
2. 骨型：骨性 I 类；均角。
3. 牙型：安氏 I 类；上下牙列轻度拥挤；上下前牙唇倾。

治疗计划

拔牙矫治，拔除 14、24、34、44，直丝弓矫治技术。排齐整平上下牙列，内收上下前牙，矫治后上下牙齿排列整齐，咬合关系良好，

侧貌改善。

矫治时间

18 个月。

弓丝序列

见表 4-1；见图 4-2、图 4-3。

表 4-1　矫治过程弓丝序列

颌位	弓丝顺序	时间
上颌	0.016 英寸 NiTi 圆丝	1 个月
	0.016 英寸 ×0.022 英寸 NiTi 方丝	1 个月
	0.018 英寸 ×0.025 英寸 不锈钢方丝	16 个月
下颌	0.016 英寸 NiTi 圆丝	1 个月
	0.016 英寸 ×0.022 英寸 NiTi 方丝	1 个月
	0.017 英寸 ×0.025 英寸 不锈钢方丝	16 个月

矫治结果

上下牙列排列整齐，中线居中，前牙覆𬌗、覆盖正常，双侧尖磨牙中性关系，咬合关系良好，侧貌改善（图 4-4 至 4-6，表 4-2）。

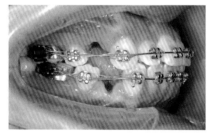
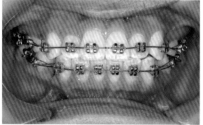
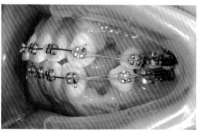

图 4-2　矫治中口内像　排齐整平上下牙列

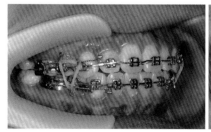
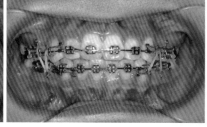
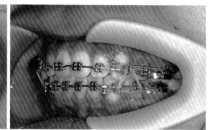

图 4-3　矫治中口内像　咬合精细调整

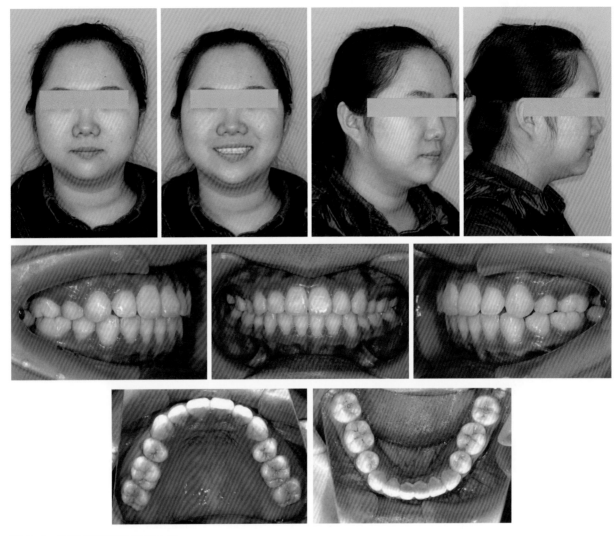

图 4-4 矫治后颜面像及口内像

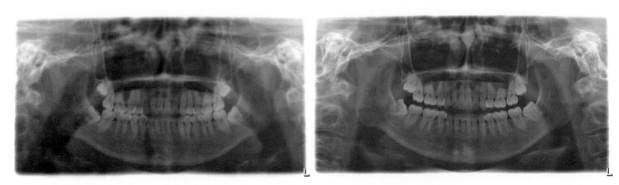

图 4-5 矫治前后全口曲面体层片比较

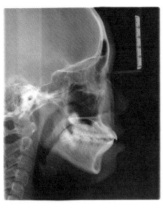 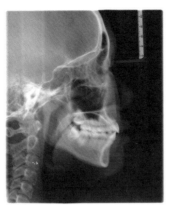 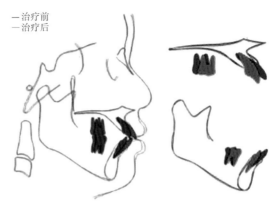

——治疗前
——治疗后

图 4-6　矫治前后头颅定位侧位片及重叠图

表 4-2　矫治前后头影测量分析

测量项目	正常值	治疗前	治疗后
SNA（°）	83.13 ± 3.60	78.3	77.7
SNB（°）	79.65 ± 3.20	75.1	75.3
ANB（°）	3.48 ± 1.69	3.2	2.4
Ptm-A（mm）	44.89 ± 2.76	46.0	45.7
Ptm-S（mm）	17.70 ± 2.24	17.6	17.4
Go-Po（mm）	72.53 ± 4.40	69.8	70.1
Pcd-S（mm）	17.48 ± 2.62	17.0	17.8
SN-MP（°）	32.85 ± 4.21	38.8	38.2
FMA（FH-MP）（°）	28.2 ± 5.45	29.4	30.2
U1-L1（Interincisal Angle）（°）	126.96 ± 3.54	105.1	125.0
U1-NA（°）	21.49 ± 5.92	47.7	27.3
U1-NA（mm）	4.05 ± 2.32	9.9	6.0
L1-NB（°）	28.07 ± 5.58	44.0	30.4
L1-NB（mm）	5.69 ± 2.05	10.7	4.4

矫治体会

■问题：对于骨性Ⅰ类双牙弓前突的患者，在矫治中需注意哪些方面？

　　双牙弓前突的矫治目标是要减少上下前牙和上下唇突度，改善侧貌和唇闭合功能，同时协调尖磨牙关系。临床中减数拔牙常拔除 4 个第一前磨牙，需要强支抗，可以使用口外弓或者微螺钉种植体内收上前牙，对于伴有下颌平面角较大的患者，可使用种植钉辅助压低磨牙，使下颌平面逆时针旋转，改善面型。

（邹　蕊）

病例 5 | 安氏Ⅰ类高角趋势拔牙矫治

患者，女，13岁。

主 诉

牙列不齐，尖牙未萌。

病 史

患者自换牙后，自觉牙不齐，尖牙未萌，

遂来我院求治，否认家族史、全身病史及过敏史。

检 查

颜面 正面均面型，左右对称，侧貌微凸面型，鼻唇角小，上唇位靠前，颏位正常，下颌角正常（图5-1）。

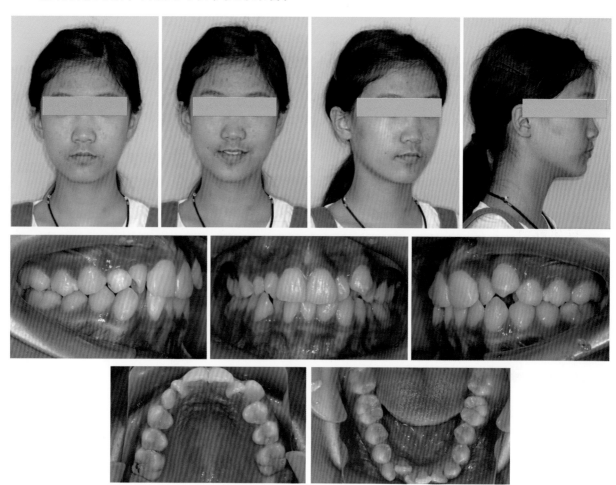

图5-1　矫治前颜面像及口内像

牙列 上下牙弓尖圆形，左右基本对称。混合牙列，11、12、14~17、21~27、31~37、41~47，53滞留。前牙覆𬜯覆盖基本正常，下中线右偏2mm。双侧尖磨牙中性关系。口腔卫生状况一般，牙龈无炎症，黏膜无异常（图5-1）。

功能检查 患者自诉无口腔不良习惯。下颌运动过程中，牙位与肌位一致，无早接触。张口度正常，张口型正常，张口过程中下颌无偏斜。无关节弹响及咬肌区压痛。

模型分析

1. 拥挤度：上颌7mm，下颌8mm。
2. Bolton比：前牙79.7%，全牙91.0%。
3. Spee曲线：2mm。

诊 断

1. 软组织：凸面型。
2. 骨型：骨性Ⅰ类；均角。
3. 牙型：安氏Ⅰ类；上下颌牙列中度拥挤；53滞留，13埋伏牙。

治疗计划

拔牙矫治，拔除53、13、24、34、44，直丝弓矫治技术，排齐整平上下颌牙列，解除拥挤，协调咬合关系，矫治结束后尖磨牙中性关系，14代13，咬合良好，侧貌改善。

矫治时间

24个月。

弓丝序列

见表5-1；见图5-2、图5-3。

表5-1 矫治过程弓丝序列

颌位	弓丝顺序	时间
上颌	0.012英寸 NiTi 圆丝	6个月
	0.014英寸 NiTi 圆丝	2个月
	0.018英寸 NiTi 圆丝	4个月
	0.019英寸×0.025英寸 NiTi 方丝	4个月
	0.018英寸×0.025英寸 不锈钢方丝	8个月
下颌	0.012英寸 NiTi 圆丝	6个月
	0.014英寸 NiTi 圆丝	4个月
	0.018英寸 NiTi 圆丝	4个月
	0.016英寸×0.022英寸 NiTi 方丝	4个月
	0.018英寸×0.025英寸 不锈钢方丝	6个月

矫治结果

上下牙列排列整齐，14代13，前牙覆𬜯、覆盖正常，双侧尖磨牙咬合关系良好，上下牙弓中线与面中线一致。X线片显示，牙根平行度良好。侧貌改善（图5-4至5-6，表5-2）。

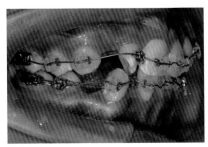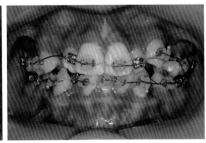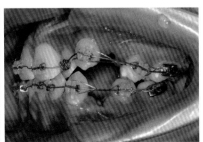

图5-2 矫治中口内像 排齐整平牙列

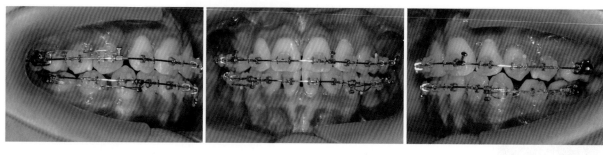

图 5-3　矫治中口内像　滑动法关闭间隙

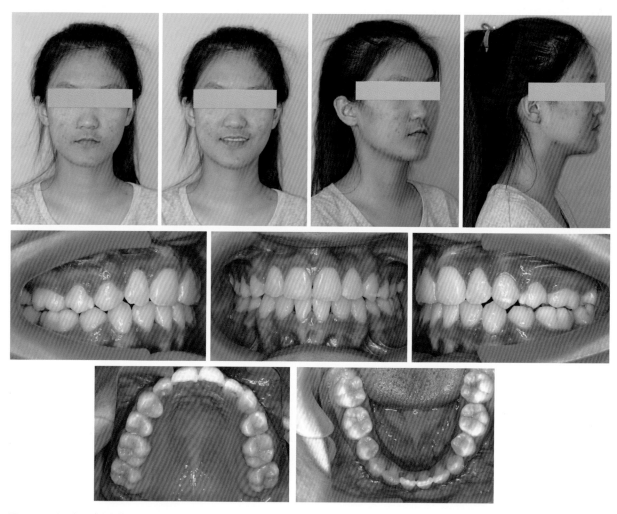

图 5-4　矫治后颜面像及口内像

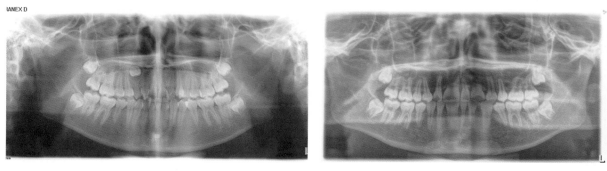

图 5-5　矫治前后全口曲面体层片比较

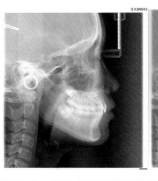
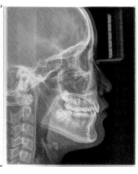
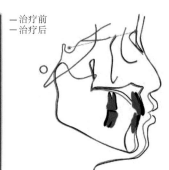
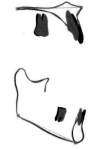

—治疗前
—治疗后

图 5-6 矫治前后头颅定位侧位片及重叠图

表 5-2 矫治前后头影测量分析

测量项目	正常值	治疗前	治疗后
SNA（°）	83.13 ± 3.60	79.3	78.1
SNB（°）	79.65 ± 3.20	76.0	75.4
ANB（°）	3.48 ± 1.69	3.3	2.6
Ptm-A（mm）	44.89 ± 2.76	47.5	45.7
Ptm-S（mm）	17.70 ± 2.24	23.1	21.9
Go-Po（mm）	72.53 ± 4.40	79.6	76.4
Pcd-S（mm）	17.48 ± 2.62	17.5	17.8
SN-MP（°）	32.85 ± 4.21	37.0	35.2
FMA（FH-MP）（°）	28.2 ± 5.45	25.5	23.7
U1-L1（Interincisal Angle）（°）	126.96 ± 3.54	135.5	125.1
U1-NA（°）	21.49 ± 5.92	23.2	18.7
U1-NA（mm）	4.05 ± 2.32	2.1	1.9
L1-NB（°）	28.07 ± 5.58	26.9	19.5
L1-NB（mm）	5.69 ± 2.05	4.4	2.7

矫治体会

■ 问题一：对于该患者，以 14 代 13 应该注意什么？

因 13 埋伏阻生，治疗计划设计时应结合 CBCT 等影像学检查，根据阻生位置、牙周膜间隙等考虑 13 是否能牵引至牙弓内，详细告知患者 13 存在牵引失败的困难、备选方案 14 代 13，以及后期所需要做的调𬌗、改形等处理。

治疗中应密切观察有无𬌗创伤及𬌗干扰。

■ 问题二：滑动法关闭间隙过程中前牙转矩的控制

滑动法关闭间隙，力量持续，其关闭间隙速度较快，但必须在间隙关闭过程中关注前牙转矩，应当配合摇椅弓或加入冠唇向转矩，以防止前牙转矩的丢失。

（郭昱成）

病例 6　安氏Ⅰ类骨性Ⅱ类高角拔牙矫治

患者，女，14岁。

主　诉

要求矫正牙齿不齐。

病　史

患者自换牙后，自觉牙不齐，遂来我院求

治，否认家族史、全身病史及过敏史。

检　查

颜面　正面均面型，左右轻度不对称，右侧略丰满；侧貌凸面型（图6-1）。

牙列　恒牙列，17~27，37~47；深覆𬌗Ⅲ度，深覆盖4mm。双侧磨牙中性关系；上中线

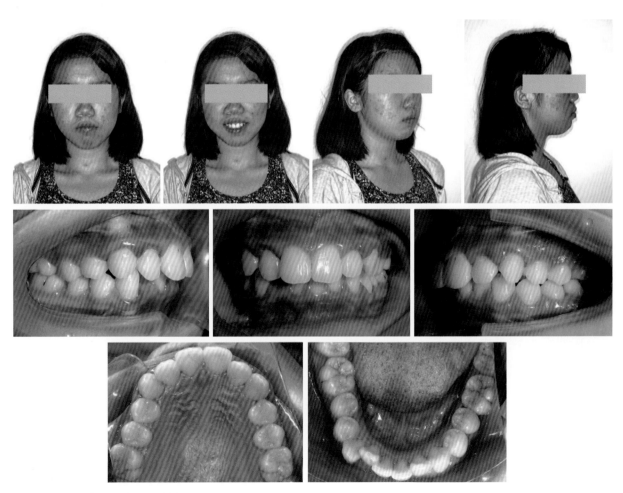

图6-1　矫治前颜面像及口内像

左偏约 2mm。口腔卫生状况一般，牙龈及黏膜无明显异常，牙周情况无明显异常（图 6-1）。

功能检查 下颌运动过程中，牙位与肌位一致，无早接触；张口度正常，张口型正常，张口过程中下颌无偏斜；右侧关节张口末弹响，关节及咬肌区无压痛。

模型分析

1. 拥挤度：上颌 1 mm，下颌 3 mm。
2. Bolton 比：前牙 79.09%，全牙 90.58%。
3. Spee 曲线：3 mm。

诊 断

1. 软组织：凸面型。
2. 骨型：骨性Ⅱ类；高角。
3. 牙型：安氏Ⅰ类；上下牙列轻度拥挤；Ⅲ度深覆𬌗；Ⅰ度深覆盖。

治疗计划

拔牙矫治，拔除 15、25、35、45，直丝弓矫治技术，解除上下牙列拥挤，控制磨牙高度，配合 J 钩牵引压低上前牙，尝试逆时针旋转𬌗平面，维持后牙中性咬合关系，尽量改善面型，矫治后牙列整齐，咬合良好。

矫治时间

17 个月。

弓丝序列

见表 6-1；见图 6-2 至 6-4。

表 6-1 矫治过程弓丝序列

颌位	弓丝顺序	时间
上颌	0.014 英寸 CuNiTi 圆丝	1 个月
	0.018 英寸 NiTi 圆丝	2 个月
	0.017 英寸 × 0.022 英寸 NiTi 方丝	1 个月
	0.018 英寸 × 0.025 英寸不锈钢方丝	13 个月
下颌	0.014 英寸 CuNiTi 圆丝	1 个月
	0.018 英寸 NiTi 圆丝	2 个月
	0.017 英寸 × 0.022 英寸 NiTi 方丝	1 个月
	0.018 英寸 × 0.025 英寸不锈钢方丝	13 个月

矫治结果

上下牙列排列整齐，中线居中，前牙覆𬌗、覆盖正常，尖磨牙中性关系，咬合关系良好，侧貌改善（图 6-5 至 6-7，表 6-2）。

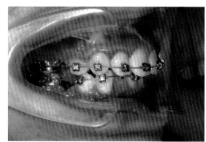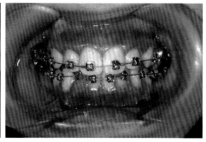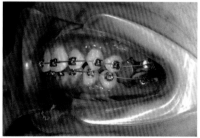

图 6-2 矫治中口内像 铜镍钛丝排齐上、下牙列

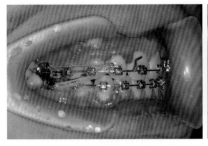 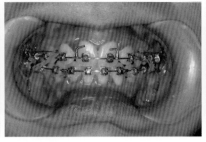 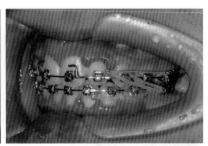

图6-3　矫治中口内像　颌内牵引+颌间Ⅱ类牵引，J钩+头帽压低上前牙

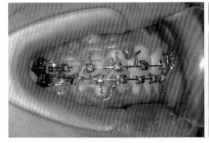 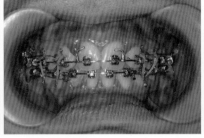 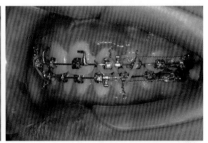

图6-4　矫治中口内像　精细咬合调整

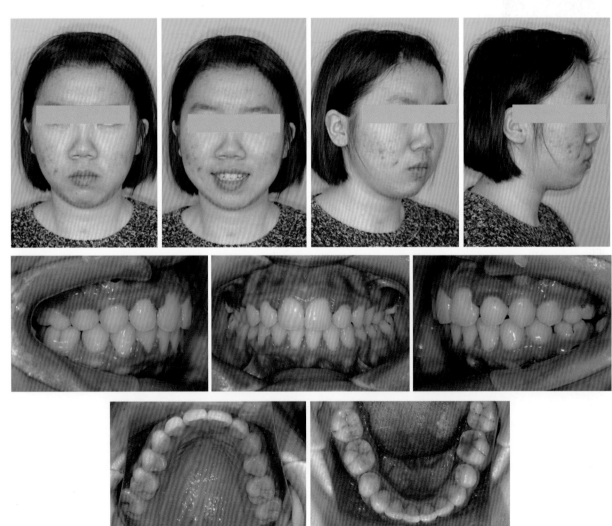

图6-5　矫治后颜面像及口内像

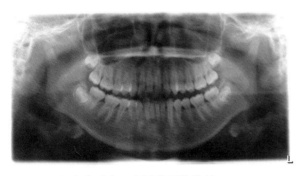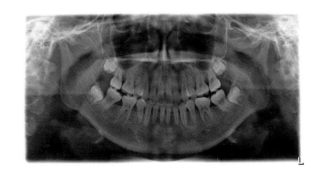

图 6-6　矫治前后全口曲面体层片比较

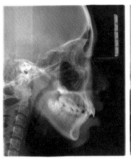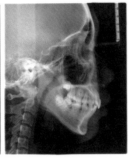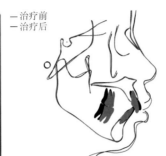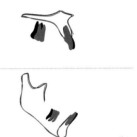

图 6-7　矫治前后头颅定位侧位片及重叠图

表 6-2　矫治前后头影测量分析

测量项目	正常值	治疗前	治疗后
SNA（°）	83.13 ± 3.60	75.8	75.3
SNB（°）	79.65 ± 3.20	69.6	70.9
ANB（°）	3.48 ± 1.69	6.1	4.4
Ptm–A（mm）	44.89 ± 2.76	44.5	45.6
Ptm–S（mm）	17.70 ± 2.24	18.5	17.6
Go–Po（mm）	72.53 ± 4.40	69.6	73.8
Pcd–S（mm）	17.48 ± 2.62	17.3	17.7
SN–MP（°）	32.85 ± 4.21	52.3	51.5
FMA（FH–MP）（°）	28.2 ± 5.45	40.9	40.9
U1–L1（Interincisal Angle）（°）	126.96 ± 3.54	113.8	127.3
U1–NA（°）	21.49 ± 5.92	28.8	18.6
U1–NA（mm）	4.05 ± 2.32	7.2	2.5
L1–NB（°）	28.07 ± 5.58	31.2	27.8
L1–NB（mm）	5.69 ± 2.05	7.9	6.0

矫治体会

■**问题：骨型Ⅱ类高角患者的治疗要点有哪些？**

1. 拔牙方案的选择。该患者凸面型，下颌骨顺时针向旋转，影响侧貌美观，拔除上下颌第二前磨牙，更有利于对磨牙高度的控制，改善高角趋势。

2. 打开咬合。高角深覆𬌗患者打开咬合过程中必须严格控制磨牙垂直向变化，应注意选择压低前牙以改善深覆𬌗的治疗手段，如头帽+J钩高位牵引、种植钉支抗等，有助于𬌗平面前上旋转，使下颌逆时针向旋转，带来侧貌改善。

（邹　蕊）

病例 7 安氏Ⅰ类骨性Ⅲ类高角型重度拥挤拔除磨牙矫治

患者，男，18岁。

主　诉

牙不齐，影响美观。

病　史

患者有咬物习惯，家族有类似错𬌗畸形病

史，否认全身病史及过敏史。

检　查

颜面　正面长面型，右侧较丰满，侧貌凸面型，颏肌紧张，上下唇位靠前，上下唇闭合困难，颏部左偏，下颌角钝（图7-1）。

牙列　上下牙弓形态不规则，左右基本

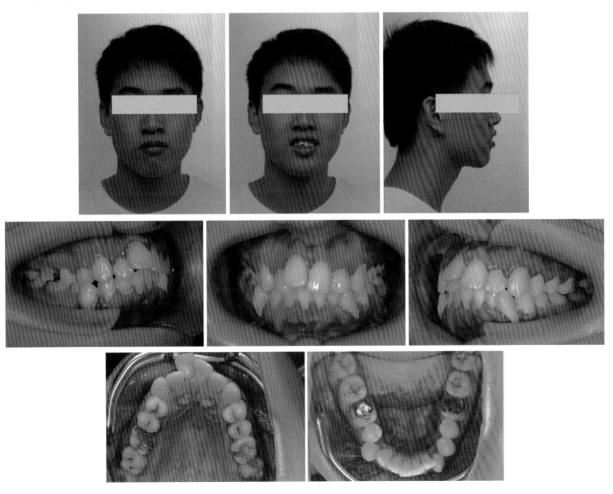

图7-1　矫治前颜面像及口内像

29

对称。恒牙列，18~28，38~48。前牙覆殆正常，覆盖9mm，上中线正常，下中线左偏1.0mm。双侧磨牙中性关系，左侧尖牙中性、右侧尖牙远中关系。口腔卫生状况差，黏膜无异常（图7-1）。

功能检查 发音清楚，下颌运动过程中牙位与肌位一致，无早接触。张口度正常，张口型正常，张闭口过程中下颌无偏斜。无关节弹响及压痛。

4. X线检查：16、26、27、36、46牙冠大范围龋坏，根管治疗不彻底并累及根尖，形成根尖周炎。

模型分析

1. 拥挤度：上颌10mm，下颌9mm。
2. Bolton比：前牙78.56%，全牙90.97%。
3. Spee曲线深度：4mm。

诊　断

1. 软组织：凸面型。
2. 骨型：骨性Ⅲ类；高角。
3. 牙型：安氏Ⅰ类；上下牙列重度拥挤；前牙Ⅲ度深覆盖。

治疗计划

完成牙周系统治疗后行固定正畸治疗，拔牙矫治，拔除16、26、36、46，直丝弓矫治技术，Quick A托槽，排齐整平上下牙列，解决上下牙列拥挤，调整咬合关系，矫治后牙列整齐，改善咬合及侧貌。

矫治时间

30个月。

弓丝序列

见表7-1；见图7-2、图7-3。

表7-1　矫治过程弓丝序列

颌位	弓丝顺序	时间
上颌	0.018英寸不锈钢圆丝	11个月
	0.014英寸×0.025英寸NiTi方丝	2个月
	0.019英寸×0.025英寸NiTi方丝	4个月
	0.019英寸×0.025英寸不锈钢方丝	10个月
	0.019英寸×0.025英寸NiTi方丝	3个月
下颌	0.014英寸NiTi圆丝	2.5个月
	0.016英寸NiTi圆丝	1.5个月
	0.014英寸×0.025英寸NiTi方丝	1.5个月
	0.018英寸×0.025英寸NiTi方丝	3.5个月
	0.019英寸×0.025英寸不锈钢方丝	21个月

矫治结果

上下牙列排列整齐，前牙覆殆、覆盖正常，双侧尖牙、磨牙咬合关系良好，上下牙弓中线与面中线一致。X线片显示，牙根平行度良好。侧貌改善明显（图7-4至7-6，表7-2）。

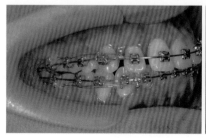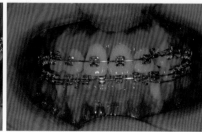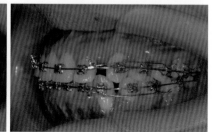

图7-2　矫治中口内像 头帽J钩辅助欧米伽曲排齐整平上颌牙列，序列远中移动前磨牙及尖牙；镍钛方丝排齐整平下颌牙列，序列远中移动前磨牙

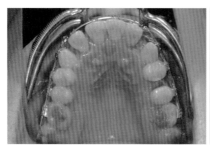
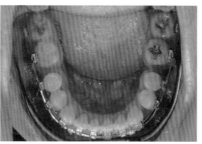

图 7-2（续）

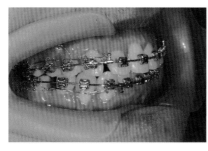
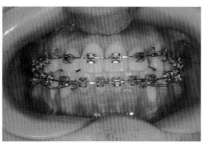
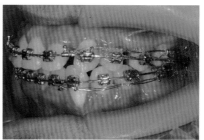

图 7-3　矫治中口内像　上颌尖牙到位后进一步排齐整平

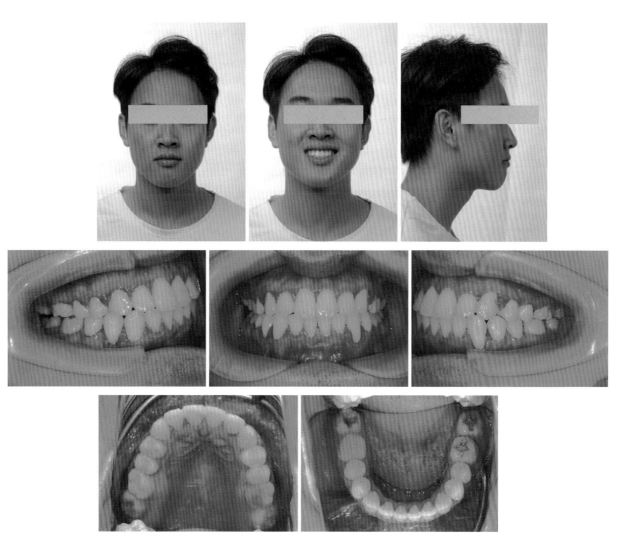

图 7-4　矫治后颜面像及口内像

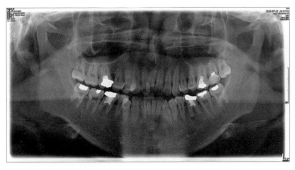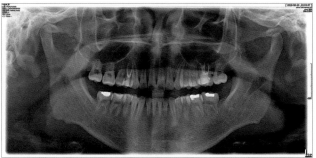

图 7-5　矫治前后全口曲面体层片比较

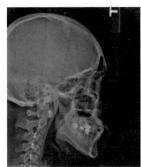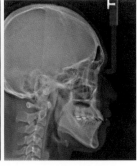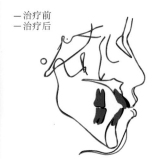

—治疗前
—治疗后

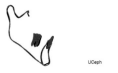

图 7-6　矫治前后头颅定位侧位片及重叠图

表 7-2　矫治前后头影测量分析

测量项目	正常值	治疗前	治疗后
SNA（°）	84.8 ± 3.2	80.0	79.7
SNB（°）	81.0 ± 2.2	81.9	81.6
ANB（°）	3.8 ± 2.1	-2.0	-1.9
NP-FH（°）	86.4 ± 3.8	90.9	91.4
NA-PA（°）	7.4 ± 5.2	-6.9	-7.8
U1-NA（mm）	4.4 ± 2.2	18.7	12.5
U1-NA（°）	23.2 ± 5.9	48.9	35.4
L1-NB（mm）	7.3 ± 1.9	9.4	5.5
L1-NB（°）	30.2 ± 4.3	24.5	25.5
U1-L1（°）	122.9 ± 6.0	108.7	122.0
U1-SN（°）	105.7 ± 6.3	128.8	115.1
L1-MP（°）	97.2 ± 4.5	86.5	85.7
MP-SN（°）	30.7 ± 4.6	36.0	36.2
FH-MP（°）	26.8 ± 5.7	28.5	28.5
Y-aixs（°）	63.5 ± 3.6	69.3	69.3
Po-NB（mm）	0.5 ± 1.7	3.0	2.3

矫治体会

■问题一：对于该患者，如何考虑拔牙选择？

该患者为安氏Ⅰ类、骨性Ⅲ类、高角型病例，上前牙唇倾、Ⅲ度拥挤，下颌 Spee 曲线过深，排齐牙列、整平 Spee 曲线都需要间隙，故考虑拔牙矫治。由于拥挤主要在前牙，常规可考虑拔除 4 个第一前磨牙，但该患者 4 个第一磨牙均行根管治疗且治疗不彻底，牙体缺损严重伴根尖暗影，若保留第一磨牙进行内科治疗预后欠佳，因此考虑拔除 4 颗第一磨牙获得间隙以便排齐整平牙列，后牙设计中度支抗，允许后牙适当近中移动关闭剩余间隙。

■问题二：拔除 4 个第一磨牙后，应如何进行支抗控制？

拔除 4 个第一磨牙后，由于前牙唇倾度及拥挤度较大，在排齐内收前牙阶段易出现支抗丢失，磨牙近中倾斜，尤其是上颌磨牙，因此上颌磨牙第一根弓丝即为 0.018 英寸不锈钢圆丝，在 17、27 近中弯制欧米伽曲，在排齐前牙过程中维持牙弓长度，并通过逐步增加后倾对上颌磨牙进行支抗预备，高位头帽 J 钩远中移动尖牙并辅助增强后牙支抗。下颌则在整平内收阶段使用反 Spee 曲（摇椅弓），维持内收及间隙关闭过程中磨牙的直立。

整个治疗过程未使用支抗钉辅助，患者良好的配合是治疗成功的关键。

（刘楚峰）

病例8　青少年下颌第二磨牙近中阻生矫治

患者，男，14岁。

主 诉

咬合不良，影响咀嚼。

病 史

患者换牙后，自觉咬合欠佳，遂来我院求治，否认家族史、全身病史及过敏史。

检 查

颜面　正面均面型，左右对称；侧面微凸面型，上下唇松弛，鼻唇角正常，上唇位正常，下唇位略靠前，颏位靠后（图8-1）。

牙列　上下牙弓卵圆形，左右基本对称。

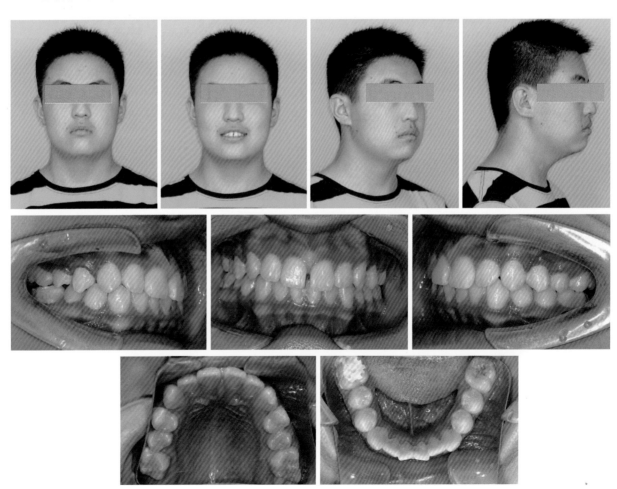

图8-1　矫治前颜面像及口内像

恒牙列，11~16、21~27、31~36、41~46，46大面积龋坏。前牙覆𬌗、覆盖正常，上下中线一致。双侧尖磨牙中性关系。口腔卫生状况一般，牙龈无炎症，黏膜无异常（图 8-1）。

功能检查　患者自诉无不良习惯。下颌运动过程中，牙位与肌位一致，无早接触。张口度正常，张口型正常，张口过程中下颌无偏斜。无关节弹响及咬肌区压痛。

模型分析

1. 拥挤度：上颌 -1.5mm，下颌 2mm。
2. Bolton 比：前牙 79.58%，全牙 90.98%。
3. Spee 曲线：2mm。

诊　断

1. 软组织：微凸面型。
2. 骨型：骨性 Ⅰ 类。
3. 牙型：安氏 Ⅰ 类；下颌双侧第二磨牙阻生；46 龋齿；下牙列轻度拥挤。

治疗计划

拔除 46 残冠、38，直丝弓矫治技术，Damon Q 矫治器，排齐整平上下牙列，双侧辅弓竖直磨牙，前移 47 代替 46 建立咬合。治疗结束后，牙列整齐，咬合良好，侧貌改善。

矫治时间

32 个月。

弓丝序列

见表 8-1；见图 8-2 至 8-5。

表 8-1　矫治过程弓丝序列

颌位	弓丝顺序	时间
上颌	0.014 英寸 NiTi 圆丝	4 个月
	0.018 英寸 NiTi 圆丝	2 个月
	0.014 英寸 ×0.025 英寸 NiTi 方丝	1 个月
	0.018 英寸 ×0.025 英寸 NiTi 方丝	2 个月
	0.016 英寸 ×0.022 英寸不锈钢方丝	7 个月
	0.017 英寸 ×0.025 英寸不锈钢方丝	16 个月
下颌	0.014 英寸 NiTi 圆丝	4 个月
	0.018 英寸 NiTi 圆丝	1 个月
	0.014 英寸 ×0.025 英寸 NiTi 方丝	4 个月
	0.018 英寸 ×0.025 英寸 NiTi 方丝	3 个月
	0.016 英寸 ×0.022 英寸不锈钢方丝	11 个月
	0.017 英寸 ×0.025 英寸不锈钢方丝	9 个月

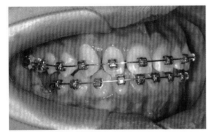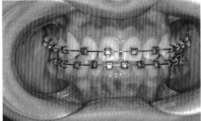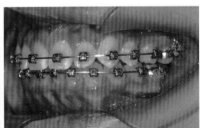
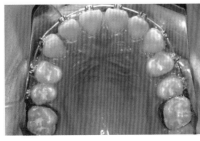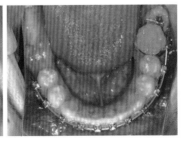

图 8-2　矫治中口内像　竖直磨牙

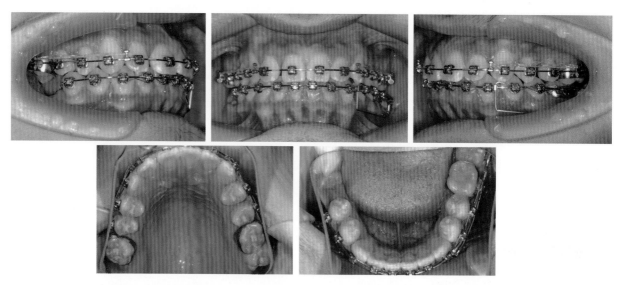

图 8-3　矫治中口内像　辅弓直立磨牙

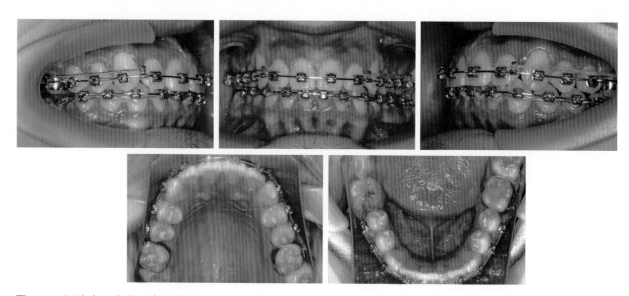

图 8-4　矫治中口内像　牵引磨牙

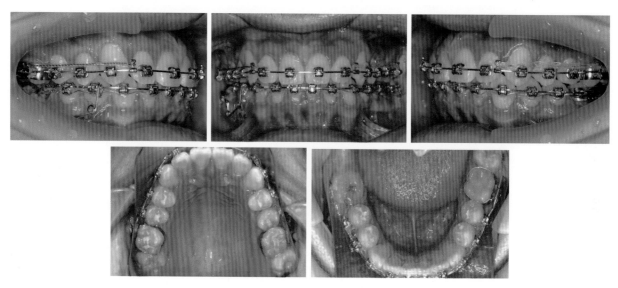

图 8-5　矫治中口内像　辅弓直立磨牙

矫治结果

上下牙列排列整齐，前牙覆𬌗、覆盖正常，双侧尖磨牙咬合关系良好。X线片显示，牙根平行度良好（图8-6至8-8，表8-2）。

矫治体会

■ 问题：本病例矫治的特别之处是什么？

本例为青少年下颌双侧第二磨牙阻生的病例，矫治过程中灵活应用推簧、辅弓等手段竖

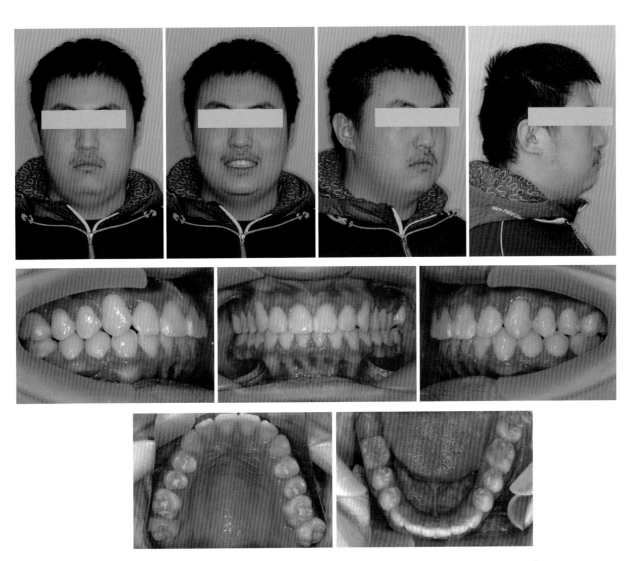

图 8-6　矫治后颜面像及口内像

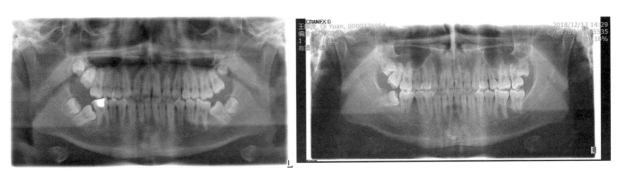

图 8-7　矫治前后全口曲面体层片比较

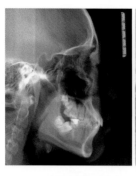
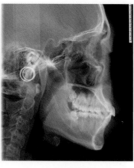
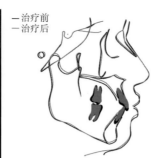
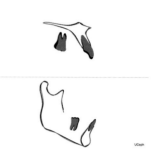

—治疗前
—治疗后

图8-8　矫治前后头颅定位侧位片及重叠图

表8-2　矫治前后头影测量分析

测量项目	正常值	治疗前	治疗后
SNA（°）	83.13 ± 3.60	84.5	84.9
SNB（°）	79.65 ± 3.20	82.3	82.8
ANB（°）	3.48 ± 1.69	2.2	2.0
Ptm-A（mm）	44.89 ± 2.76	51.3	54.6
Ptm-S（mm）	17.70 ± 2.24	18.9	18.5
Go-Po（mm）	72.53 ± 4.40	76.5	78.1
Pcd-S（mm）	17.48 ± 2.62	18.9	18.6
SN-MP（°）	32.85 ± 4.21	29.6	26.9
FMA（FH-MP）（°）	28.2 ± 5.45	23.2	19.8
U1-L1（Interincisal Angle）（°）	126.96 ± 3.54	121.0	116.5
U1-NA（°）	21.49 ± 5.92	30.3	33.0
U1-NA（mm）	4.05 ± 2.32	7.9	8.3
L1-NB（°）	28.07 ± 5.58	26.5	28.5
L1-NB（mm）	5.69 ± 2.05	7.4	7.6

直并近中移动磨牙，最终取得了满意的治疗效果。患者处于年轻恒牙阶段，46牙体缺损较大，47近中阻生，而48牙胚存在。最终制定方案为拔除46，竖直前移47代替46，观察48萌出情况，拟48代47，最大限度维持咀嚼功能。对于类似病例，在权衡利弊以及与患者及家长充分沟通后，亦可考虑此种方案。

（邹　蕊）

病例 9

安氏 I 类上颌中切牙阻生牵引矫治

患者，女，14 岁。

主　诉

右上前牙未萌。

病　史

患者自换牙后发现右上前牙未萌及牙齿不

齐，遂来我院求治，否认家族史、全身病史及过敏史。

检　查

颜面　正面均面型，右侧丰满；侧貌直面型（图 9-1）。

牙列　上下牙弓卵圆形，左右基本对称。

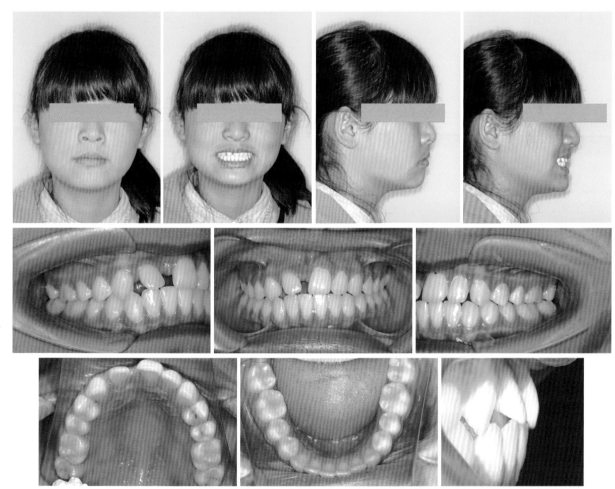

图 9-1　矫治前颜面像及口内像

恒牙列，17~12，21~27，37~47，11 未萌。上下中线均右偏 1mm。双侧磨牙中性关系，前牙切殆。13~43、23~33 局部反殆。口腔卫生状况一般，牙龈无炎症，黏膜无异常（图 9-1）。

功能检查 患者否认口腔不良习惯。下颌运动过程中，牙位与肌位一致，无早接触。张口度正常，张口型偏右。无关节弹响及咬肌区压痛。

模型分析

1. 拥挤度：上颌 -5mm，下颌 0mm。
2. Bolton 比：前牙 74.1%，全牙 89.1%。
3. Spee 曲线：2.5mm。

诊　断

1. 软组织：直面型。
2. 骨型：骨性 I 类；低角。
3. 牙型：安氏 I 类。
4. 其他：个别牙反殆；11 倒置埋伏阻生。

治疗计划

非拔牙矫治，直丝弓矫治技术。排齐整平上下牙列，扩展 11 间隙，牵引 11 至正常位置，矫治完成后建立良好的前后牙咬合关系，维持现有面型。

矫治时间

24 个月。

弓丝序列

见表 9-1。

表 9-1　矫治过程弓丝序列

颌位	弓丝顺序	时间
上颌	0.012 英寸 NiTi 圆丝	6 个月
	0.014 英寸 NiTi 圆丝	2 个月
	0.018 英寸 NiTi 圆丝	4 个月
	0.019 英寸 × 0.025 英寸 NiTi 方丝	4 个月
	0.018 英寸 × 0.025 英寸不锈钢方丝	8 个月
下颌	0.012 英寸 NiTi 圆丝	6 个月
	0.014 英寸 NiTi 圆丝	4 个月
	0.018 英寸 NiTi 圆丝	4 个月
	0.016 英寸 × 0.022 英寸 NiTi 方丝	4 个月
	0.018 英寸 × 0.025 英寸不锈钢方丝	6 个月

矫治结果

上下牙列排列整齐，前牙覆殆、覆盖正常，双侧磨牙中性关系，上下牙弓中线与面中线一致。X 线片显示，牙根平行度良好（图 9-2 至 9-4，表 9-2）。

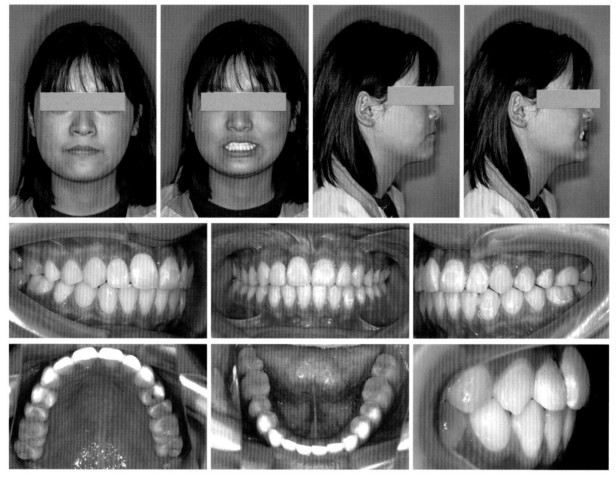

图 9-2　矫治后颜面像及口内像

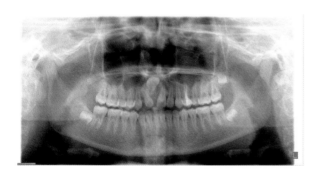
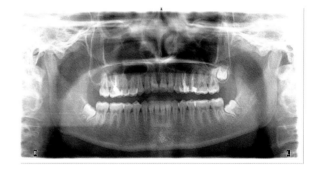

图 9-3　矫治前后全口曲面体层片比较

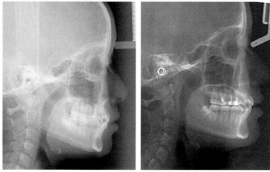
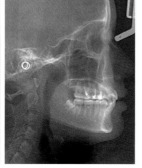
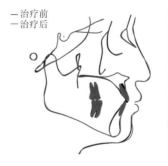
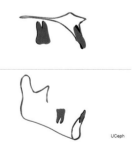

图 9-4　矫治前后头颅定位侧位片及重叠图

表 9-2 矫治前后头影测量分析

测量项目	正常值	治疗前	治疗后
SNA（°）	83.13 ± 3.60	81.3	81.3
SNB（°）	79.65 ± 3.20	79.5	79.0
ANB（°）	3.48 ± 1.69	1.8	2.3
Ptm-A（mm）	44.89 ± 2.76	47.6	48.2
Ptm-S（mm）	17.70 ± 2.24	15.6	15.1
Go-Po（mm）	72.53 ± 4.40	74.5	73.7
Pcd-S（mm）	17.48 ± 2.62	15.2	15.4
SN-MP（°）	32.85 ± 4.21	26.8	27.5
FMA（FH-MP）（°）	28.2 ± 5.45	19.6	19.0
U1-L1（Interincisal Angle）（°）	126.96 ± 3.54	125.7	132.2
U1-NA（°）	21.49 ± 5.92	27.7	22.2
U1-NA（mm）	4.05 ± 2.32	5.6	2.9
L1-NB（°）	28.07 ± 5.58	24.8	23.3
L1-NB（mm）	5.69 ± 2.05	5.2	3.6

矫治体会

■问题：阻生牙牵引应注意什么？

牵引前首先要清除埋伏阻生牙萌出道的阻力，拔除多生牙、牙瘤和滞留牙；间隙不足者需先扩大间隙，为埋伏牙的萌出提供有效的通道和间隙，提供合适的牵引方向和附着龈区。应尽量使用不超过 60g 且持续的轻力，以免刺激牙髓组织或引起牙周组织的炎症，导致牙龈退缩、上皮迁移和骨丧失。同时，牵引过程中应注意定期进行影像学检查，并根据情况调整牵引方向。

提供足够的支抗是牵引埋伏阻生牙入列的保证：可选用较粗的不锈钢方丝或者较硬的澳丝，结合链状皮圈牵引。粗丝或硬丝可对抗牵引力的反作用力，避免造成对邻牙的倾斜压入，导致𬌗平面偏斜。

阻生牙牵引后牙龈形态不佳者可配合牙周手术进行修整。

（唐　甜）

第二部分

安氏Ⅱ类错殆矫治 ◀

病例 10 骨性Ⅱ类 Twin-Block 矫治

患者,男,9岁。

主 诉

"下巴后缩",影响美观。

病 史

患者家长诉患者"下巴后缩",遂来我院求治,否认家族史、全身病史及过敏史。

检 查

颜面 正面短面型,左侧丰满;侧貌微凸面型,下颌后缩,颏唇沟较深,颏位靠后(图10-1)。

牙列 上牙弓卵圆形,下牙弓方圆形,

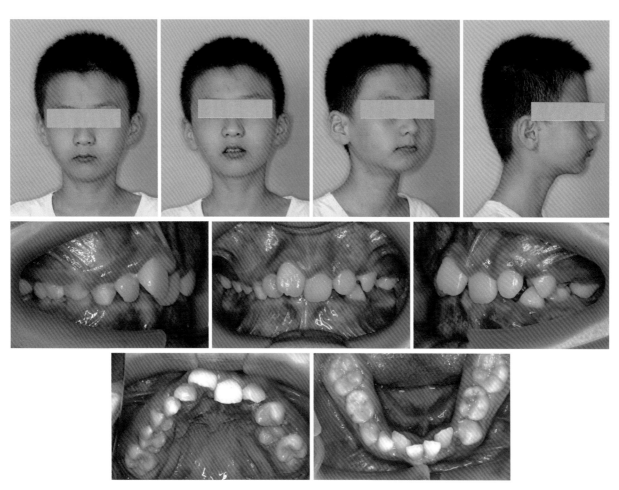

图 10-1 矫治前颜面像及口内像

左右基本对称；上下牙弓不协调。混合牙列，16，53~55，12~22，24~26，36，75，34，32~42，83~85，46。前牙Ⅲ度深覆殆，深覆盖5mm，上中线右偏约1.5mm。双侧磨牙远中关系。口腔卫生状况一般，牙龈无炎症，黏膜无异常（图10-1）。

功能检查 患者否认有口腔不良习惯。下颌运动过程中，牙位与肌位不一致，无早接触。张口度正常，张口型正常，张口过程中下颌无偏斜。无关节弹响及咬肌区压痛。

模型分析

1. 拥挤度：上颌3mm，下颌3mm。

2. Bolton比：前牙78.23%，全牙90.42%。

3. Spee曲线：3mm。

诊　断

1. 软组织：微凸面型。

2. 骨型：骨性Ⅱ类；均角；上颌基骨弓宽度不足。

3. 牙型：安氏Ⅱ²类；上下牙列轻度拥挤；前牙Ⅲ度深覆殆，Ⅱ度深覆盖。

治疗计划

双期矫治，Ⅰ期使用Twin-Block矫治器扩大上颌牙弓，导下颌向前，促进下颌骨发育。Ⅱ期采用固定矫治，排齐牙列，改善咬合。

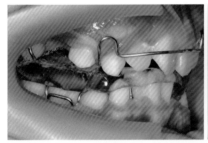
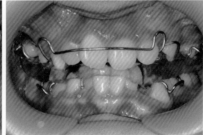
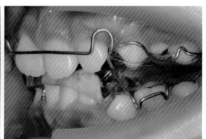

图10-2 矫治中口内像 导下颌向前

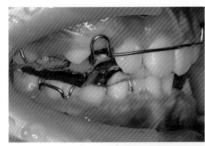
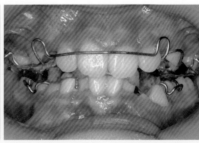
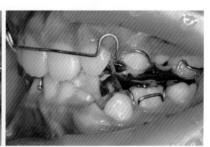
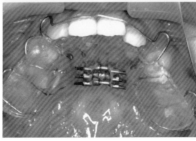
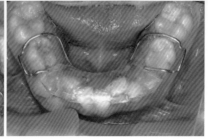

图10-3 矫治中口内像 上颌扩弓，协调上下牙弓宽度

矫治时间

12个月（矫治过程见图 10-2、图 10-3）。

矫治结果

下颌后缩纠正，前牙覆盖基本正常，上下牙弓协调，侧貌改善明显（图 10-4 至 10-6，表 10-1）。

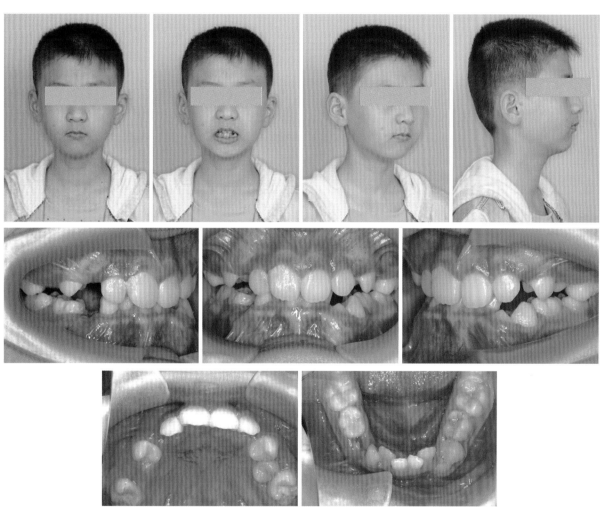

图 10-4　矫治后颜面像及口内像

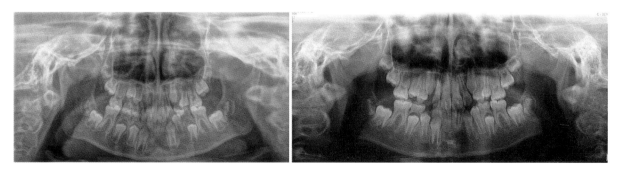

图 10-5　矫治前后全口曲面体层片比较

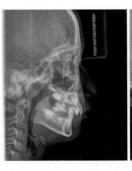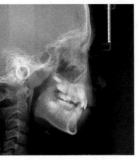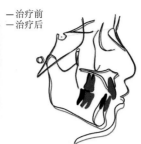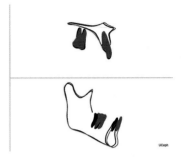

—治疗前
—治疗后

图 10-6　矫治前后头颅定位侧位片及重叠图

表 10-1　矫治前后头影测量分析

测量项目	正常值	治疗前	治疗后
SNA（°）	83.13 ± 3.60	81.6	82.5
SNB（°）	79.65 ± 3.20	73.9	77.2
ANB（°）	3.48 ± 1.69	7.7	5.3
Ptm-S（mm）	17.70 ± 2.24	13.8	14.3
Ptm-A（mm）	44.89 ± 2.76	43.1	44.8
Pcd-S（mm）	17.48 ± 2.62	19.9	18.5
Go-Pg（mm）	72.53 ± 4.40	58.3	60.6
SN-MP（°）	32.85 ± 4.21	33.0	31.8
FH-MP（°）	28.2 ± 5.45	28.1	28.2
U1-L1（°）	126.96 ± 3.54	144.7	140.0
U1-NA（°）	21.49 ± 5.92	10.4	13.4
U1-NA（mm）	4.05 ± 2.32	0.8	1.5
L1-NB（°）	28.07 ± 5.58	17.3	17.9
L1-NB（mm）	5.69 ± 2.05	0.8	3.0

矫治体会

■ 问题：Twin-Block 矫治器的作用机制是什么？其适应证有哪些？

Twin-Block 是一种常用的功能矫治器，常用于下颌发育不足导致的骨型 Ⅱ 类错𬌗畸形。它在𬌗重建的基础上，通过上下颌垫间的接触斜面，将咀嚼力分解为向前向下的矫治力，能够导下颌向前，促进下颌骨的发育，在快速纠正上下颌骨矢状向不调的同时，可以通过上颌扩弓装置，纠正由于下颌向前引起的上下颌牙弓宽度不调，疗效显著，患者的侧貌改善明显。

Twin-Block 矫治器的适应证较为广泛，可应用于骨型 Ⅱ 类、功能性 Ⅱ 类及牙性 Ⅱ 类错𬌗畸形。除本病例在上颌辅助扩弓以外，针对部分上牙舌倾的安氏 Ⅱ² 类患者，还可辅助舌簧，在导下颌向前的同时，推上前牙唇倾。多数处于生长发育高峰前期的患者，可以使用 Twin-Block 矫治器协调颌骨位置关系，促进下颌发育，纠正后牙咬合关系，再配合固定矫治，排齐整平牙列，能够缩短固定矫治疗程，提高治疗效果。与肌激动器、生物调节器和 Frankel Ⅱ 型功能调节器等功能矫治装置相比，Twin-Block 矫治器上下颌分开，对语音、咀嚼功能影响相对较小，患者可全天佩戴。对于一些恒牙初期的患者，也可联合固定矫治同期使用。

（邹　蕊）

病例 11 | 安氏Ⅱ类伴中度拥挤推磨牙向远中矫治

患者，女，10岁。

主　诉

右上尖牙位置不正，要求矫治。

病　史

否认口腔既往史、家族史；否认全身病史

及过敏史。

检　查

颜面　正面短面型，右侧略丰满；侧貌凸面型，颏位靠后（图 11-1）。

牙列　恒牙列早期，牙列式 16~26，36~46；前牙深覆𬌗Ⅲ度，双侧尖、磨牙远中

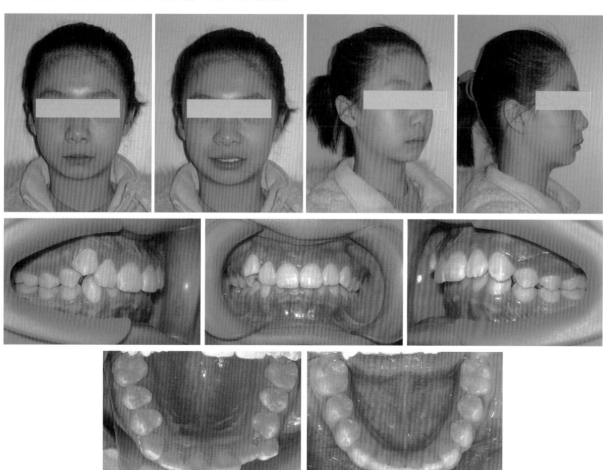

图 11-1　矫治前颜面像及口内像

关系。上中线右偏约 1.5mm。口腔卫生状况一般，牙龈及黏膜无明显异常，牙周情况无明显异常（图 11-1）。

功能检查 下颌运动过程中，牙位与肌位一致，无早接触；张口度正常，张口型正常，张口过程中下颌无偏斜；无弹响，关节及咬肌区无压痛。

模型分析

1. 拥挤度：上颌 4.5mm，下颌 0.5mm。
2. Bolton 比：前牙 78.5%，全牙 89.5%。
3. Spee 曲线：2mm。

诊　断

1. 软组织：凸面型；下颌后缩。
2. 骨型：骨性 II 类；低角。
3. 牙型：安氏 II 类；上牙列中度拥挤、下牙列轻度拥挤；深覆𬌗 III 度。

治疗计划

双期矫治。一期采用 Frog 矫治器推磨牙向后。

二期直丝弓矫治技术，MBT 矫治器。排齐整平上下牙列，改善双侧磨牙关系及覆𬌗覆盖，矫治后上下牙齿排列整齐，咬合关系良好，侧貌改善。

矫治时间

一期 8 个月，二期 24 个月。

弓丝序列

见表 11-1；见图 11-2 至 11-4。

表 11-1　矫治过程弓丝阶段

颌位	弓丝顺序	时间
上颌	0.014 英寸 NiTi 圆丝	2 个月
	0.014 × 0.025 英寸 NiTi 方丝	4 个月
	0.018 英寸不锈钢圆丝	6 个月
	0.016 英寸 × 0.022 英寸不锈钢方丝	4 个月
	0.017 英寸 × 0.025 英寸不锈钢方丝	8 个月
下颌	0.014 英寸 NiTi 圆丝	4 个月
	0.014 英寸 × 0.025 英寸 NiTi 方丝	4 个月
	0.016 英寸 × 0.022 英寸不锈钢方丝	8 个月
	0.018 英寸不锈钢圆丝	8 个月

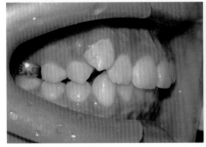 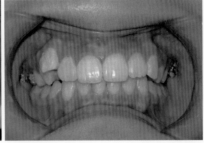 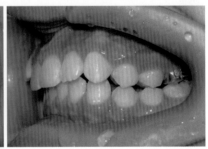

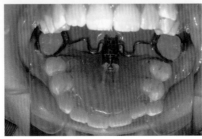

图 11-2　矫治中口内像　Frog 推磨牙向后

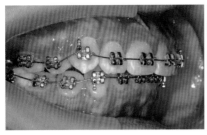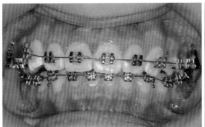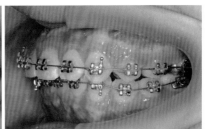

图 11-3　矫治中口内像　配合固定矫治阶段

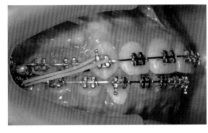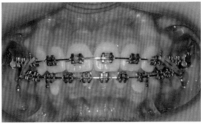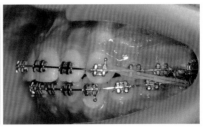

图 11-4　矫治中口内像　Ⅱ类牵引

矫治结果

上下牙列排列整齐，中线居中，前牙覆𬌗、

覆盖正常，双侧尖、磨牙中性关系，咬合关系良好（图 11-5 至 11-8，表 11-2）。

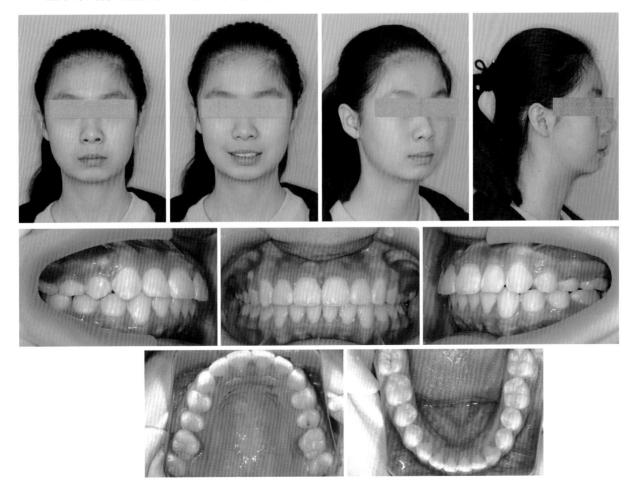

图 11-5　矫治后颜面像及口内像

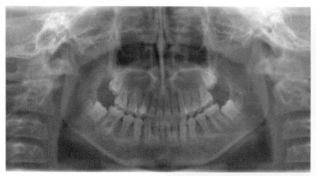
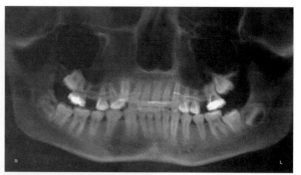
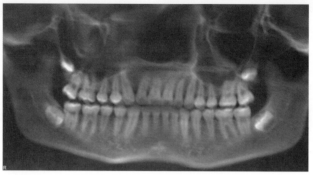

图 11-6 矫治前中后全口曲面体层片比较

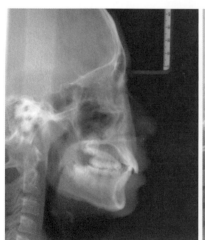
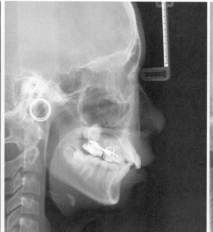
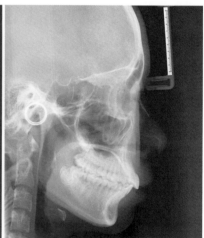

图 11-7 矫治前中后头颅定位侧位片

—治疗前
——期治疗后

—治疗前
——期治疗后
——二期治疗后

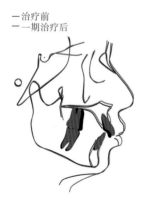

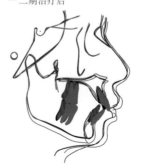

图 11-8 一期治疗前后重叠图及治疗前、一、二期治疗后重叠图

表 11-2　矫治前后头影测量分析

测量项目	正常值	治疗前	治疗后
SNA（°）	83.13 ± 3.60	86.1	86.5
SNB（°）	79.65 ± 3.20	80.2	81.4
ANB（°）	3.48 ± 1.69	5.9	5.1
Ptm-S（mm）	17.70 ± 2.24	18.2	17.8
Ptm-A（mm）	44.89 ± 2.76	41.9	43.5
Pcd-S（mm）	17.48 ± 2.62	20.9	18.2
Go-Pg（mm）	72.53 ± 4.40	64.4	66.5
SN-MP（°）	32.85 ± 4.21	26.3	28.7
FH-MP（°）	28.2 ± 5.45	18.7	19.8
U1-L1（°）	126.96 ± 3.54	121.4	117.6
U1-NA（°）	21.49 ± 5.92	25.6	25.8
U1-NA（mm）	4.05 ± 2.32	5	6.2
L1-NB（°）	28.07 ± 5.58	29.3	32.7
L1-NB（mm）	5.69 ± 2.05	5.4	7.1

矫治体会

■问题一：推磨牙向远中时要考虑哪些因素？有哪些方法？

推磨牙向后是矫治安氏Ⅱ类牙源性错𬌗时常用的方法。在远移上颌第一磨牙前，要明确是否需要拔除第三磨牙以确保足够的间隙。当上颌第二磨牙未萌出时，远移第一磨牙速度较快且能获得较大的远移量。当不适合拔除前磨牙而又需要磨牙远移较大量时，也可考虑拔除第二磨牙，以第三磨牙代替，但须严格掌握其适应证。

常用推磨牙向远中的方法有患者依赖性的唇挡、Cetlin 推磨牙方法（口外弓＋口内活动矫治器），以及非依赖性的摆式矫治器、Frog 磨牙远移装置等。固定矫治中还可以使用带圈开大曲配合口外弓的方式。近年来，种植支抗也成为远移磨牙的法宝之一。

■问题二：推磨牙向远中的适应证如何把握？

乳牙列及混合牙列期是颅颌面生长发育的旺盛时期，在这个时期针对早期出现的口腔颌面部发育异常，选择最恰当的矫治方法显得尤其重要。广义而言，推磨牙向远中适应证如下：①骨性Ⅰ类或Ⅱ类，安氏Ⅰ类或Ⅱ类，且骨性问题不严重；②下颌平面角为均角或低角；③无开𬌗趋势；④磨牙后段有可利用间隙或拔除第三磨牙；⑤上颌轻度至中度拥挤，下颌正常或轻度拥挤。还有一些相对适应证：①替牙列晚期或恒牙列早期（第二磨牙未萌出为宜）；②患者依从性好（对于依赖性矫治器而言）；③牙周条件好，无 TMD。

本例患者为轻度骨性Ⅱ类、安氏Ⅱ类，下颌平面角低角，前牙深覆𬌗Ⅲ度，第二恒磨牙尚未萌出，上颌轻度拥挤，下颌拥挤仅 0.5mm，完全符合推磨牙向后的适应证。且患者处于恒牙列早期，尚有生长发育空间，若因轻度拥挤、前牙深覆𬌗行拔牙治疗则明显得不偿失。

（司新芹）

病例 12 安氏Ⅱ类高角趋势拔牙矫治

患者，男，14 岁。

主诉

牙不齐，影响美观。

病史

患者自换牙后，自觉牙不齐，遂来我院求

治，否认家族史、全身病史及过敏史。

检查

颜面 正面均面型，右侧丰满；侧貌凸面型，颏肌紧张，上下唇位靠前，颏位靠后，下颌角钝（图 12-1）。

牙列 上下牙弓卵圆形，左右基本对称；

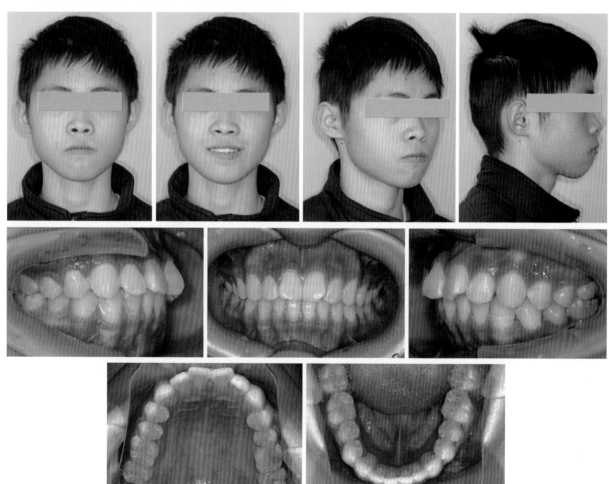

图 12-1 矫治前颜面像及口内像

上下牙弓协调。恒牙列，17~27，37~47。前牙覆𬌗正常，覆盖 6mm，上下中线均左偏约 0.5mm。右侧尖磨牙远中关系，左侧中性关系。口腔卫生状况一般，牙龈无炎症，黏膜无异常（图 12-1）。

功能检查　患者自诉有吮拇指、吮唇、吸颊习惯，发音不清。下颌运动过程中，牙位与肌位不一致，无早接触。张口度正常，张口型正常，张口过程中下颌无偏斜。无关节弹响及咬肌区压痛。

模型分析

1. 拥挤度：上颌 2mm，下颌 0mm。
2. Bolton 比：前牙 78.33%，全牙 91.73%。
3. Spee 曲线：4mm。

诊　断

1. 软组织：凸面型。
2. 骨型：骨性Ⅰ类；高角趋势。
3. 牙型：安氏Ⅱ[1]类；上颌牙列轻度拥挤；前牙Ⅱ度深覆盖。

治疗计划

拔除 15、25、35、45，直丝弓矫治技术，MBT 托槽，排齐整平上下牙列，内收上前牙，

矫治后牙列整齐，咬合良好，侧貌改善。

矫治时间

24 个月。

弓丝序列

见表 12-1；见图 12-2、图 12-3。

表 12-1　矫治过程弓丝序列

颌位	弓丝顺序	时间
上颌	0.014 英寸 NiTi 圆丝	2 个月
	0.016 英寸 × 0.022 英寸 NiTi 方丝	2 个月
	0.017 英寸 × 0.022 英寸不锈钢方丝	20 个月
下颌	0.014 英寸 NiTi 圆丝	1 个月
	0.016 英寸 NiTi 圆丝	1 个月
	0.016 英寸 × 0.022 英寸 NiTi 方丝	1 个月
	0.017 英寸 × 0.022 英寸不锈钢方丝	4 个月
	0.017 英寸 × 0.025 英寸不锈钢方丝	14 个月
	0.019 英寸 × 0.025 英寸 NiTi 方丝	3 个月

矫治结果

上下牙列排列整齐，无间隙，前牙覆𬌗、覆盖正常，双侧尖磨牙咬合关系良好，上下牙弓中线与面中线一致。X 线片显示，牙根平行度良好。侧貌改善明显（图 12-4 至 12-7，表 12-2）。

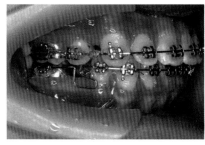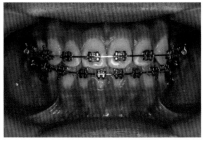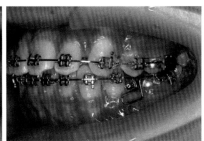

图 12-2　矫治中口内像　*靴形曲关闭间隙*

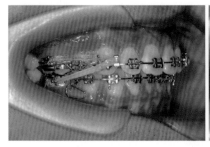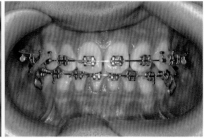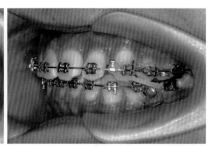

图 12-3　矫治中口内像　颌间Ⅱ类牵引

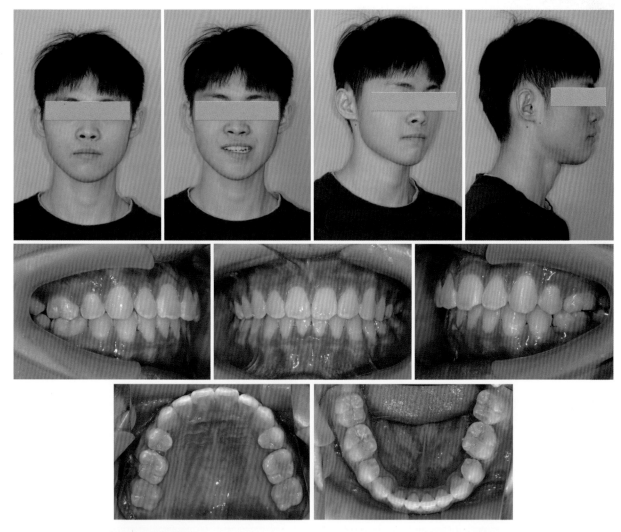

图 12-4　矫治后颜面像及口内像

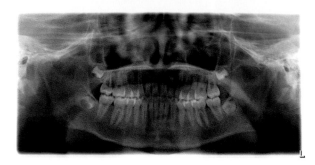

图 12-5　矫治前后全口曲面体层片比较

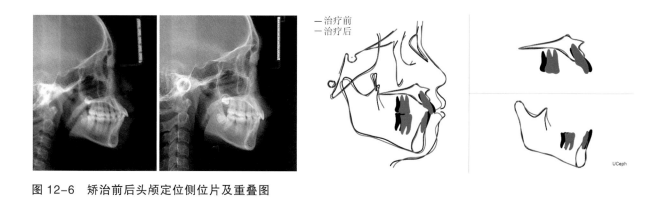

图 12-6　矫治前后头颅定位侧位片及重叠图

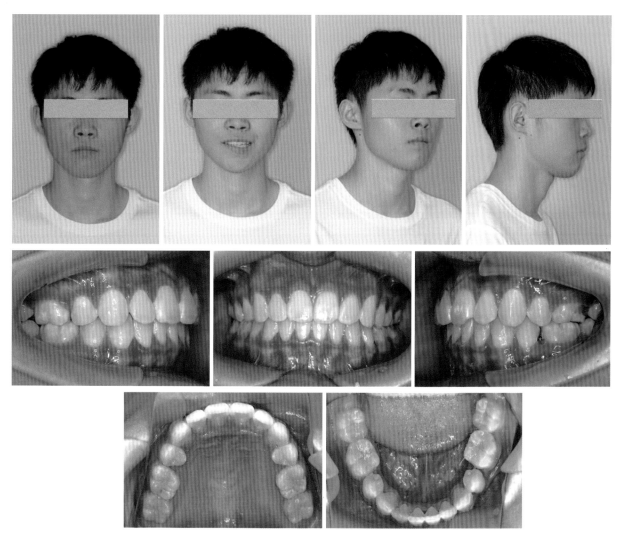

图 12-7　半年后随访颜面像及口内像

表 12-2　矫治前后头影测量分析

测量项目	正常值	治疗前	治疗后
SNA（°）	83.13±3.60	81.7	81.3
SNB（°）	79.65±3.20	78.0	77.9
ANB（°）	3.48±1.69	3.6	3.4
Ptm-S（mm）	17.70±2.24	15.6	15.7
Ptm-A（mm）	44.89±2.76	42.2	42.5
Pcd-S（mm）	17.48±2.62	21.4	20
Go-Pg（mm）	72.53±4.40	67.9	68.9
SN-MP（°）	32.85±4.21	36.3	33.2
FH-MP（°）	28.2±5.45	32	30
U1-L1（°）	126.96±3.54	116.4	130.5
U1-NA（°）	21.49±5.92	28.2	21.3
U1-NA（mm）	4.05±2.32	7.3	3.2
L1-NB（°）	28.07±5.58	31.8	22.7
L1-NB（mm）	5.69±2.05	7.4	3.8

矫治体会

■问题一：对于该患者，为何拔除第二前磨牙？

患者上前牙轻度拥挤，前牙中度深覆盖，下颌后缩，结合头影测量及模型分析结果，中度支抗即可满足本病例矫治需要，故选择拔除上颌第二前磨牙，不仅可以有效防止内收过程中上前牙过度舌倾，也有助于改善高角趋势。下颌则拔除第二前磨牙以协调磨牙远中关系。

■问题二：靴形曲关闭间隙有何优势？

靴形曲可产生持久而柔和的力量，对下颌磨牙近中移动有控根作用，能够消除滑动摩擦，配合使用后倾曲，可有效防止后牙近中倾斜。

（邹　蕊）

病例 13 安氏II¹类拔牙矫治

患者，女，14岁。

主诉

牙齿前突，影响美观。

病史

患者否认家族史、全身病史及过敏史。

检查

颜面 正面均面型，左侧较丰满；侧貌凸面型，颏部发育正常（图13-1）。

牙列 上、下牙弓方圆形，左右基本对称。恒牙列，17~27，37~47。前牙覆𬌗I度，覆盖II度，上中线左偏0.5mm，下中线左偏1mm。右侧尖磨牙远中关系，左侧尖磨牙中性

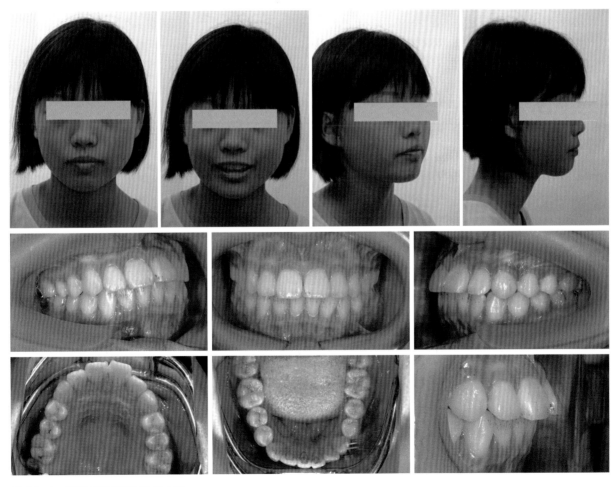

图13-1 矫治前颜面像及口内像

关系。口腔卫生状况一般，牙龈无炎症，黏膜无异常（图 13-1）。

功能检查 张口度正常，张口型正常，张口过程中下颌无偏斜。右侧关节开口末弹响，双侧关节无压痛。

模型分析

1. 拥挤度：上颌 1mm，下颌 1mm。
2. Bolton 比：前牙 79.32%，全牙 90.81%。
3. Spee 曲线：2mm。

诊 断

1. 软组织：凸面型。
2. 骨型：骨性 I 类；均角。
3. 牙型：安氏 II¹ 类；上下牙列轻度拥挤；前牙 II 度深覆盖。

治疗计划

拔除 14、24、34、44，直丝弓矫治技术，Damon Q 矫治器，内收上下前牙，改善侧貌，调整咬合关系。矫治后牙列整齐，侧貌改善。

矫治时间

22 个月。

弓丝序列

见表 13-1；见图 13-2、图 13-3。

表 13-1　矫治过程弓丝阶段

颌位	弓丝顺序	时间
上颌	0.014 英寸 NiTi 圆丝	1.5 个月
	0.016 英寸 NiTi 圆丝	1.5 个月
	0.014 英寸 × 0.025 英寸 NiTi 方丝	1 个月
	0.019 英寸 × 0.025 英寸 β-NiTi 方丝	4 个月
	0.019 英寸 × 0.025 英寸 不锈钢方丝	14 个月
下颌	0.014 英寸 NiTi 圆丝	1.5 个月
	0.016 英寸 NiTi 圆丝	1.5 个月
	0.014 英寸 × 0.025 英寸 NiTi 方丝	1 个月
	0.019 英寸 × 0.025 英寸 NiTi 方丝	4 个月
	0.019 英寸 × 0.025 英寸 不锈钢方丝	14 个月

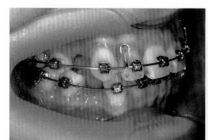
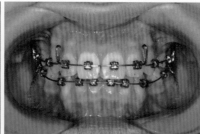
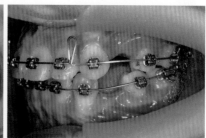
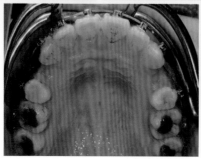
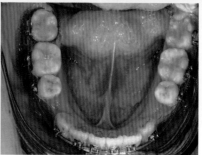

图 13-2　矫治中口内像 *关闭曲关闭间隙*

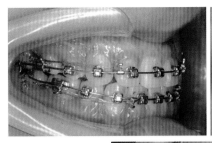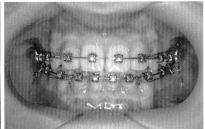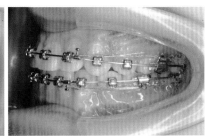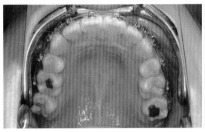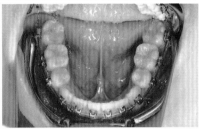

图 13-3 矫治中口内像 咬合调整阶段

矫治结果

上下牙列排列整齐，前牙覆𬌗、覆盖正常，双侧尖牙、磨牙中性关系，上下牙列中线一致，双侧关节无明显异常。侧貌改善明显。X 线片显示，牙根平行度良好（图 13-4 至 13-6，表 13-2）。

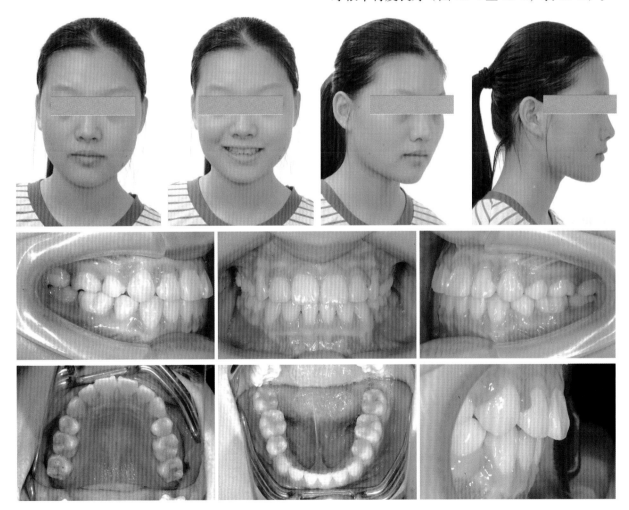

图 13-4 矫治后颜面像及口内像

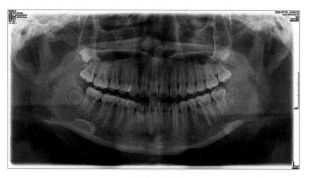
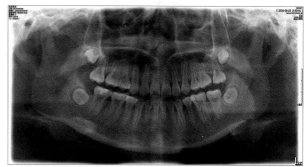

图 13-5　矫治前后全口曲面体层片比较

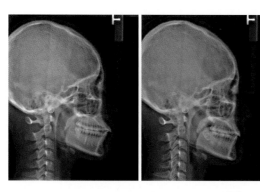
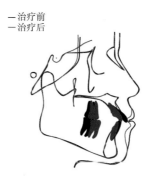
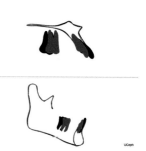

—治疗前
—治疗后

图 13-6　矫治前后头颅定位侧位片及重叠图

表 13-2　矫治前后头影测量分析

测量项目	正常值	治疗前	治疗后
SNA（°）	83.13±3.60	79.83	80.37
SNB（°）	79.65±3.20	78.82	79.33
ANB（°）	3.48±1.69	1.01	1.04
Ptm-S（mm）	17.70±2.24	17.9	18.3
Ptm-A（mm）	44.89±2.76	43	44.1
SN-MP（°）	32.85±4.21	28.97	27.01
FH-MP（°）	28.2±5.45	24.53	25.24
U1-L1（°）	126.96±3.54	112.59	123.52
U1-NA（°）	21.49±5.92	40.52	29.71
U1-NA（mm）	4.05±2.32	12.47	5.97
L1-NB（°）	28.07±5.58	27.29	21.31
L1-NA（mm）	5.69±2.05	6.42	5.08

矫治体会

■问题：前突患者拔除第一前磨牙，后牙支抗如何考虑？

本例患者上前牙轻度拥挤，前牙中度深覆盖，结合头影测量及模型分析结果，需要中度支抗内收前牙，故选择拔除第一前磨牙后，未另行口外支抗或支抗钉辅助治疗。加之患者有低角倾向，故使用Ⅱ类颌间牵引辅助内收前牙，不仅可以有效防止内收过程中上后牙支抗丢失，也有助于打开咬合，建立正常覆𬌗覆盖。

（刘楚峰）

患者，男，12岁。

主 诉

牙不齐，影响美观。

病 史

6年前因外伤导致51、61冠折。有慢性咽炎史。否认家族史及过敏史。

检 查

颜面 正面均面型，左右基本对称，唇闭合不全，微笑露龈；侧貌凸面型，颏肌紧张（图14-1）。

牙列 牙列式：16~26，37~47。上下牙

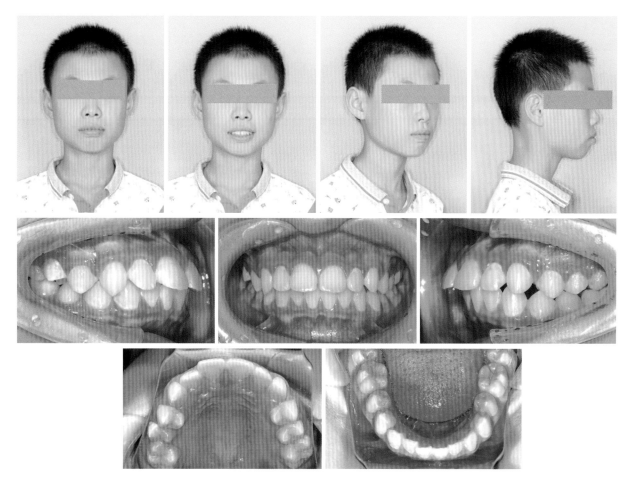

图14-1 矫治前颜面像及口内像

弓卵圆形，上牙弓左右不对称，15颊侧错位，15、45正锁𬌗。前牙覆盖5mm，覆𬌗基本正常。右侧尖磨牙中性关系，左侧尖磨牙远中关系。上颌中线偏右1mm，下颌偏左2mm。口腔卫生状况一般，牙龈及黏膜无明显异常，牙周情况无明显异常（图14-1）。

功能检查 患者自诉有偏侧咀嚼习惯。下颌运动过程中，牙位与肌位一致，无早接触；张口度正常，张口型正常，张口过程中下颌无偏斜；右侧关节张口末弹响，关节及咬肌区无压痛。扁桃体肥大。

模型分析

1. 拥挤度：上颌2mm，下颌0.5mm。
2. Bolton比：前牙77%，全牙90%。
3. Spee曲线：2mm。

诊断

1. 软组织：凸面型。
2. 骨型：骨性Ⅰ类；均角。
3. 牙型：安氏Ⅱ[1]类；Ⅱ度深覆盖；上前牙唇倾；上中线偏右1mm，下中线偏左1mm；15、45正锁𬌗；上下牙列轻度拥挤。

治疗计划

拔除14、24、34、44，直丝弓矫治技术，Damon Q自锁矫治器。排齐整平上下牙列，最

大支抗内收上下前牙，矫治后上下牙齿排列整齐，咬合关系良好，侧貌改善。

矫治时间

18个月。

弓丝序列

见表14-1；见图14-2、图14-3。

表14-1 矫治过程弓丝序列

颌位	弓丝顺序	时间
上颌	0.014英寸CuNiTi圆丝	2个月
	0.014英寸×0.025英寸CuNiTi方丝	2个月
	0.018英寸×0.025英寸NiTi方丝	3个月
	0.018英寸×0.025英寸不锈钢方丝	10个月
	0.016英寸NiTi圆丝	1个月
下颌	0.014英寸CuNiTi圆丝	2个月
	0.014英寸×0.025英寸CuNiTi方丝	2个月
	0.018英寸×0.025英寸NiTi方丝	2个月
	0.018英寸×0.025英寸不锈钢方丝	10个月
	0.016英寸NiTi圆丝	1个月
	0.018英寸NiTi圆丝	1个月

矫治结果

上下牙列排列整齐，中线居中，前牙覆𬌗、覆盖正常，双侧尖磨牙中性关系，咬合关系良好，侧貌改善（图14-4至14-7，表14-2）。

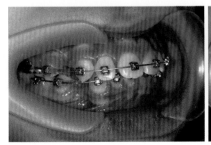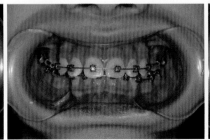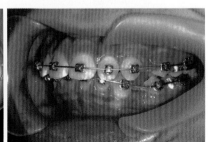

图14-2 矫治中口内像 排齐整平阶段

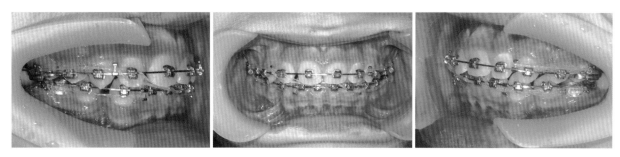

图 14-3 矫治中口内像 咬合调整阶段

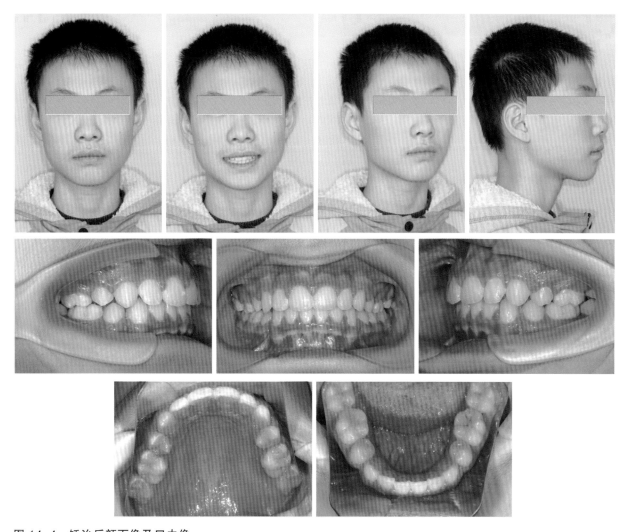

图 14-4 矫治后颜面像及口内像

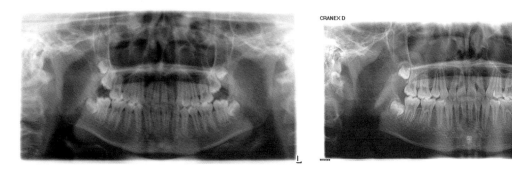

图 14-5 矫治前后全口曲面体层片比较

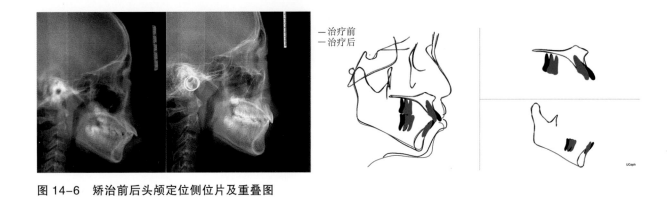

图 14-6 矫治前后头颅定位侧位片及重叠图

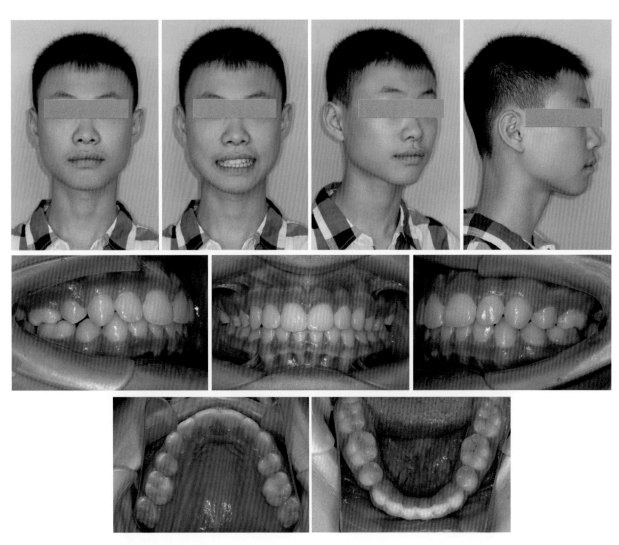

图 14-7 半年后随访颜面像及口内像

表 14-2　矫治前后头影测量分析

测量项目	正常值	治疗前	治疗后
SNA（°）	83.13 ± 3.60	81.5	79.4
SNB（°）	79.65 ± 3.20	76.6	77.2
ANB（°）	3.48 ± 1.69	4.9	2.2
Ptm-S（mm）	17.70 ± 2.24	22.7	22.4
Ptm-A（mm）	44.89 ± 2.76	50.9	51.8
Pcd-S（mm）	17.48 ± 2.62	17.9	18.1
Go-Pg（mm）	72.53 ± 4.40	79.0	80.3
SN-MP（°）	32.85 ± 4.21	36.3	35.2
FH-MP（°）	28.2 ± 5.45	26.6	24.1
U1-L1（°）	126.96 ± 3.54	96.2	124.7
U1-NA（°）	21.49 ± 5.92	42.1	21.7
U1-NA（mm）	4.05 ± 2.32	8.6	5.7
L1-NB（°）	28.07 ± 5.58	36.8	26.4
L1-NB（mm）	5.69 ± 2.05	10.5	4.7

矫治体会

■问题：个别牙锁𬌗的危害有哪些？矫治方法有哪些？

个别牙锁𬌗多数由于磨牙颊舌向错位导致，以第二磨牙正锁𬌗在临床中最为常见。多数表现为上磨牙颊向错位，下磨牙位置正常或舌向错位。单侧个别牙锁𬌗极易造成下颌向对侧偏斜，早期表现为𬌗干扰导致的牙性畸形，如不及时矫治，长期错位咬合可能造成两侧下颌骨发育不对称，演变为骨性畸形，对患者颜面对称性、颞下颌关节健康均造成不良影响。

临床常利用固定矫治弓丝矫正磨牙的颊舌向倾斜角度，协调上下牙弓形态，以建立磨牙正常的覆盖。必要时，可采用交互牵引来辅助治疗，在此过程中，要严格注意对上下牙列的垂直向控制，避免引发垂直向的问题，导致前牙开𬌗。

（邹　蕊）

患者，女，20岁。

主诉

牙齿前突，要求矫治。

病史

患者自觉牙齿前突，影响美观，遂来我院求治。否认全身病史、过敏史、正畸史、外伤史，父亲有类似畸形。

检查

颜面 正面短面型，右侧略丰满，唇齿位正常，微笑正常；侧貌凸面型，上下唇位靠前，颏位靠后，颏唇沟浅，颏肌紧张（图15-1）。

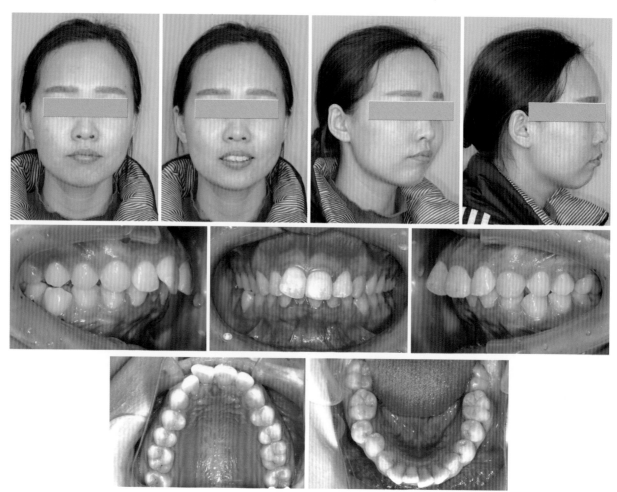

图15-1 矫治前颜面像及口内像

牙列 恒牙列，牙列式：17~27，37~47。上牙弓尖圆形，下牙弓近卵圆形，左右基本对称，上下牙弓不协调。前牙覆盖 6mm，III 度深覆𬌗，上下牙弓中线均右偏 0.5mm。双侧尖磨牙远中关系，口腔卫生状况欠佳，下前牙舌侧牙石较多，牙龈红肿，黏膜无明显异常（图 15-1）。

功能检查 患者否认不良习惯。下颌运动过程中，牙位与肌位一致，无早接触。张口度正常，张口型正常，张口过程中下颌无偏斜。双侧关节开口初闭口末有清脆弹响，关节及咬肌区无压痛。

模型分析

1. 拥挤度：上颌 3mm，下颌 4.5mm。
2. Bolton 比：前牙 79.85%，全牙 93.72%。
3. Spee 曲线：4mm。

诊　断

1. 软组织：凸面型。
2. 骨型：骨性 II 类；均角。
3. 牙型：安氏 II¹ 类；上牙弓轻度拥挤，下牙弓中度拥挤；III 度深覆𬌗；II 度深覆盖；上下中线均右偏 0.5mm。
4. 其他：TMD。

治疗计划

拔除 14、24、35、45，直丝弓矫治技术，冰晶托槽，排齐整平上下牙列，解除拥挤，上

颌强支抗，下颌中度支抗，协调双侧磨牙至中性关系，调整上下牙列中线，矫治后牙列整齐，双侧咬合良好，侧貌改善。

矫治时间

27 个月。

弓丝序列

见表 15-1；见图 15-2、图 15-3。

表 15-1　矫治过程弓丝序列

颌位	弓丝顺序	时间
上颌	0.012 英寸 NiTi 圆丝	1 个月
	0.016 英寸 NiTi 圆丝	3 个月
	0.016 英寸 × 0.022 英寸 NiTi 方丝	1 个月
	0.018 英寸 × 0.025 英寸 NiTi 方丝	1 个月
	0.017 英寸 × 0.025 英寸不锈钢方丝	21 个月
下颌	0.012 英寸 NiTi 圆丝	1 个月
	0.018 英寸 NiTi 圆丝	1 个月
	0.016 英寸 × 0.022 英寸 NiTi 方丝	2 个月
	0.018 英寸 × 0.025 英寸 NiTi 方丝	2 个月
	0.017 英寸 × 0.025 英寸不锈钢方丝	15 个月
	0.019 英寸 × 0.025 英寸 NiTi 方丝	6 个月

矫治结果

上下牙列排列整齐，中线居中，前牙覆𬌗、覆盖正常，双侧尖磨牙呈中性关系，咬合关系良好，侧貌改善（图 15-4 至 15-6，表 15-2）。

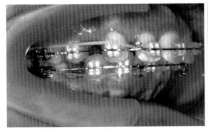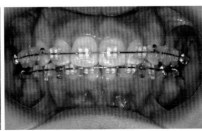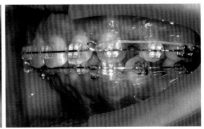

图 15-2　矫治中口内像　滑动法关闭间隙

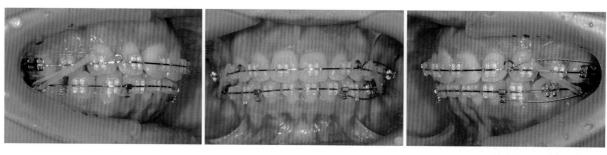

图 15-3 矫治中口内像 颌间Ⅱ类牵引

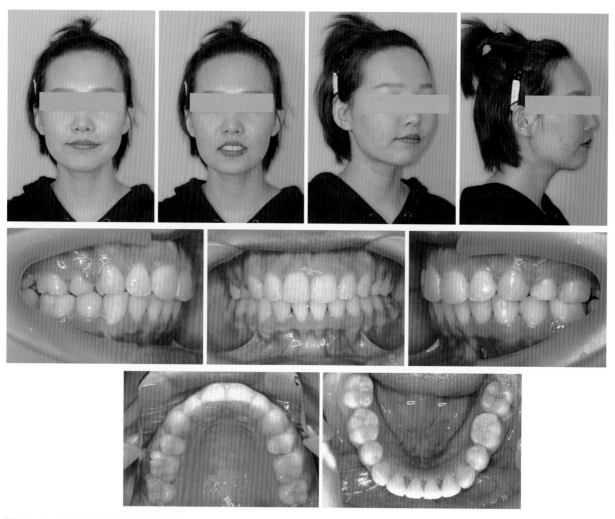

图 15-4 矫治后颜面像及口内像

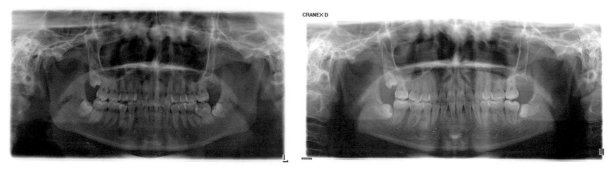

图 15-5 矫治前后全口曲面体层片比较

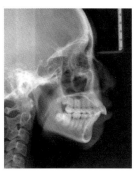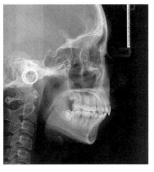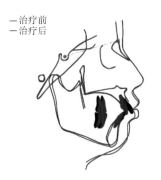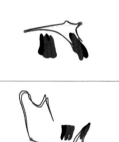

—治疗前
—治疗后

图 15-6　矫治前后头颅定位侧位片及重叠图

表 15-2　矫治前后头影测量分析

测量项目	正常值	治疗前	治疗后
SNA（°）	83.13±3.60	81	80.8
SNB（°）	79.65±3.20	74.2	74.2
ANB（°）	3.48±1.69	6.8	6.6
Ptm-S（mm）	17.70±2.24	18.5	18.5
Ptm-A（mm）	44.89±2.76	45	45.4
Pcd-S（mm）	17.48±2.62	19.0	19.4
Go-Pg（mm）	72.53±4.40	63.5	64.9
SN-MP（°）	32.85±4.21	33.8	34.1
FH-MP（°）	28.2±5.45	22.7	23.3
U1-L1（°）	126.96±3.54	114.5	121.6
U1-NA（°）	21.49±5.92	30	24.8
U1-NA（mm）	4.05±2.32	7.2	2.6
L1-NB（°）	28.07±5.58	38.8	33.8
L1-NB（mm）	5.69±2.05	9.4	7.1

矫治体会

■问题：深覆𬌗的矫治方法有哪些？

矫治深覆𬌗包括压低前牙和升高后牙，压低前牙可采用多用途弓、压低辅弓、J形钩以及微种植钉支抗等方法，但成年人进行前牙压入应十分谨慎。升高后牙可采用平面导板、斜面导板、摇椅弓、颌间牵引等方法。临床应根据患者深覆𬌗的具体机制、垂直骨面型等进行针对性的选择，可单独使用，也可结合多种方法同时使用。如对于低角深覆𬌗患者，可选择摇椅弓、平面导板结合颌间牵引，有助于缩短疗程。而对于高角深覆𬌗患者，则应严格控制磨牙垂直向高度，谨慎使用所有升高磨牙的方法。

（邹蕊）

病例 16　安氏Ⅱ类开𬌗非拔牙矫治

患者，男，14岁。

主 诉

前牙咬合不佳。

病 史

3年前患者家属发现患者前牙咬合不佳，未做特殊处理，诉患者有吐舌习惯。现患者就诊于我院，要求治疗。无家族史、全身病史及过敏史。

检 查

颜面 正面长面型，左右基本对称，颏肌紧张。侧貌凸面型，自然头位下上前牙FA点位于GALL线前0.5mm（图16-1）。

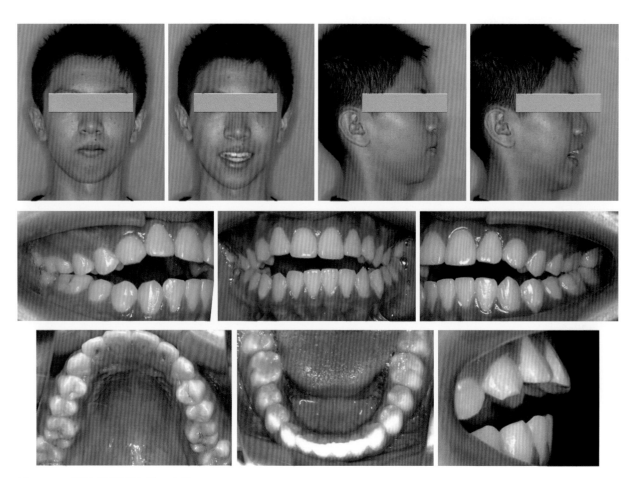

图16-1　矫治前颜面像及口内像

牙列　上牙弓尖圆形，下牙弓卵圆形，左右基本对称；上下牙弓协调。恒牙列，17~27，37~47。前牙Ⅱ度开𬌗（3mm）。双侧磨牙远中关系。口腔卫生状况一般，牙龈无炎症，黏膜无异常（图16-1）。

功能检查　患者自述有吐舌习惯。下颌运动过程中，牙位与肌位一致，无早接触。张口度正常，张口型偏右。无关节弹响及咬肌区压痛。

模型分析

1. 拥挤度：上颌 1.5mm，下颌 1mm。
2. Bolton 比：前牙 78%，全牙 88.3%。
3. Spee 曲线：3mm。

诊　断

1. 软组织：凸面型。
2. 骨型：骨性Ⅱ类；高角。
3. 牙型：安氏Ⅱ¹类；前牙Ⅱ度开𬌗。

治疗计划

非拔牙矫治，排齐整平上下牙列，压低后牙，尽可能改正前牙开𬌗，治疗中根据面型及下颌位置决定是否拔牙。矫治完成后建立良好的前后牙咬合关系。

矫治时间

27 个月。

弓丝序列

见表16-1。

表 16-1　固定矫治过程弓丝序列

颌位	弓丝顺序	时间
上颌	0.014 英寸 CuNiTi 圆丝	2 个月
	0.016 英寸 CuNiTi 圆丝	3 个月
	0.016 英寸 ×0.022 英寸 NiTi 方丝	2 个月
	0.017 英寸 ×0.022 英寸不锈钢方丝 MEAW 弓	20 个月
下颌	0.014 英寸 CuNiTi 圆丝	2 个月
	0.016 英寸 CuNiTi 圆丝	3 个月
	0.016 英寸 ×0.022 英寸 NiTi 方丝	2 个月
	0.017 英寸 ×0.022 英寸不锈钢方丝 MEAW 弓	20 个月

矫治结果

上下牙列排列整齐，前牙覆𬌗覆盖正常，上下中线一致，双侧磨牙及尖牙中性关系，面型改善。X 线片显示，牙根平行度良好。治疗结束后 1 年复查，牙列整齐，咬合关系良好，开𬌗无复发（图16-2 至 16-5，表16-2）。

表 16-2　矫治前后头影测量分析

测量项目	正常值	治疗前	治疗后
SNA（°）	83.13±3.60	84.8	84.0
SNB（°）	79.65±3.20	78.6	78.2
ANB（°）	3.48±1.69	6.1	5.8
SN-MP（°）	32.85±4.21	38.5	35.4
FMA（FH-MP）（°）	28.2±5.45	35.5	32.1
U1-PP（mm）	28±2.0	32.3	34.6
L1-MP（mm）	42.2±4.1	47.6	46.1
L6-MP（mm）	34.0±2.2	36.1	32.7
ODI	73.0±5.0	71.1	74.4
U1-L1（Interincisal Angle）（°）	126.96±3.54	109.4	127.0
U1-NA（°）	21.49±5.92	30.4	17.4
U1-NA（mm）	4.05±2.32	7.1	3.7
L1-NB（°）	28.07±5.58	34.0	29.8
L1-NB（mm）	5.69±2.05	10.3	9.6

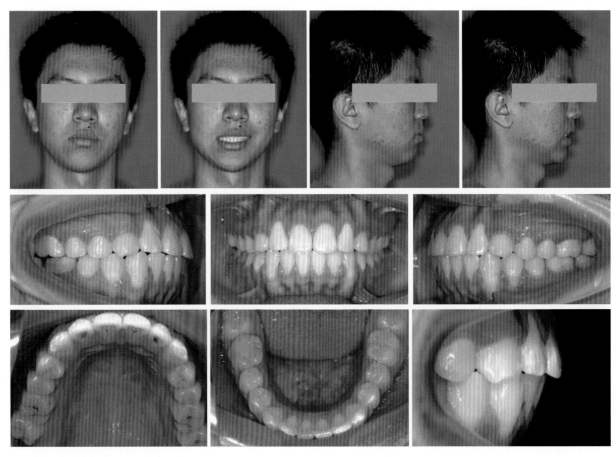

图 16-2　矫治后颜面像及口内像

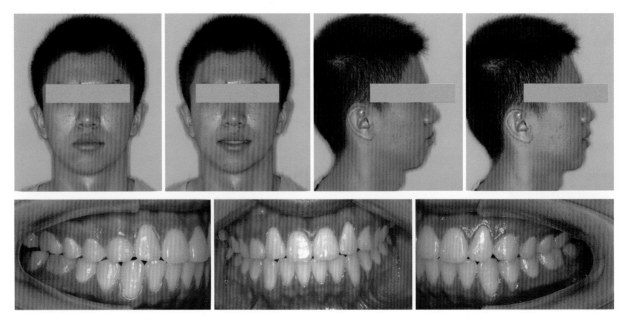

图 16-3　1 年后复查颜面像及口内像

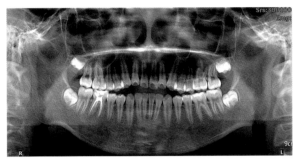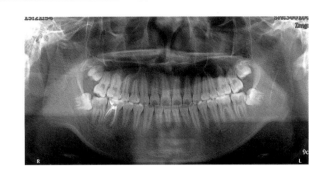

图 16-4　矫治前后全口曲面体层片比较

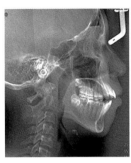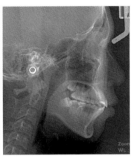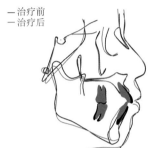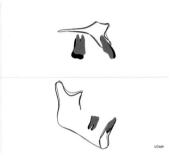

—治疗前
—治疗后

图 16-5　矫治前后头颅定位侧位片及重叠图

矫治体会

■ 问题一：该患者开𬌗机制分析

开𬌗患者的明确诊断非常重要。牙性开𬌗和骨性开𬌗的鉴别诊断是决定治疗方案的基础。X 线片显示：该患者上前牙唇倾，在恢复上前牙唇倾度后，FA 点与口裂位置基本在同一水平线上，可以证明患者上颌骨前份在垂直向上发育基本正常，仅表现为牙位置异常。自然头位下，𬌗平面与水平面呈 7°，说明上颌后份高度正常；L6-MP 为 36.1mm，下颌后牙萌出虽在正常范围内，但稍显过度。覆𬌗深度指数 ODI，亦称为垂直向不调指数，是 A-B 平面与下颌平面的夹角、PP 平面与 FH 平面的夹角之和，与切牙覆𬌗深度呈正相关，ODI 正常值为 73±5。该指数值越大，深覆𬌗趋势越明显；值越小，开𬌗趋势越明显。该患者

ODI 为 71.1，略小于正常均值，但在正常范围内。综上分析，该患者临床表现为典型的舌习惯导致梭形开𬌗，以牙性因素为主。

■ 问题二：该患者矫治时应注意什么？

患者"吐舌习惯"是导致开𬌗的一个重要病因。积极纠正患者的吐舌习惯，是整个治疗过程的必需环节，同时也是防止复发的重要措施。

■ 问题三：开𬌗患者的保持

开𬌗患者在治疗结束后，除了认真佩戴保持器以外，应 3~6 月定期复诊。对于青少年，观察是否有因生长发育因素引起的开𬌗复发。对于成年人，则应注意是否存在引起开𬌗的关节因素。另外，建议该患者及时拔除 4 个智齿。

（唐　甜）

患者，女，26岁。

主　诉

前牙咬不住。

病　史

10年前曾于外院行正畸治疗，自述效果不佳。2年前于当地医院诊断为"甲状腺功能亢进"，口服"甲硫咪唑"控制。自述对阿莫西林过敏。否认家族史。

检　查

颜面　正面均面型，颏部偏右；侧貌直面型，下唇位略靠前（图17-1）。

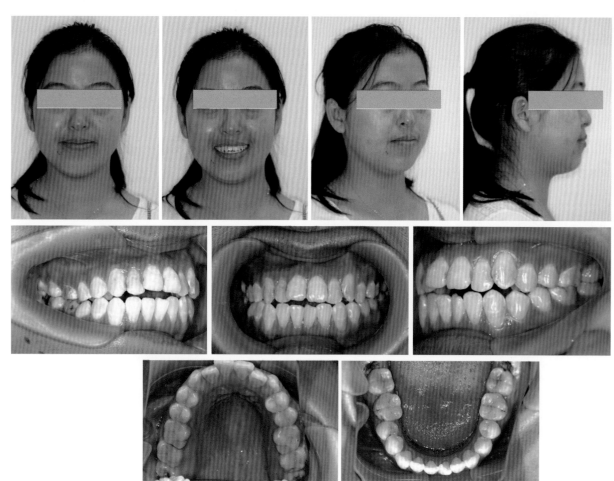

图 17-1　矫治前颜面像及口内像

牙列　恒牙列，18~28，38~48，18、28、38、48𬌗面窝沟龋。上下牙弓方圆形，左右基本对称。前牙开𬌗2mm，前磨牙区开𬌗1mm，左侧尖磨牙中性关系，右侧尖磨牙远中关系。上颌中线左偏约2mm，下颌中线左偏约1mm。口腔卫生状况一般，全口牙龈不同程度退缩约1~3mm（图17-1）。

功能检查　患者自诉有口呼吸、偏侧咀嚼习惯。下颌运动过程中，牙位与肌位一致，无早接触；张口度正常，张口型偏右，右侧关节张口末闭口初弹响，无疼痛，触诊咬肌、颞肌区无压痛。

模型分析

1. 拥挤度：上颌3.5mm，下颌3mm。
2. Bolton比：前牙85.1%，全牙93.3%。
3. Spee曲线：1mm。

诊　断

1. 软组织：直面型。
2. 骨型：骨性Ⅰ类；高角。
3. 牙型：安氏Ⅱ¹类；Ⅰ度开𬌗；上下牙列轻度拥挤；上中线左偏约2mm，下中线左偏约1mm。
4. 其他：慢性牙周炎。

治疗计划

拔除38、48，直丝弓矫治技术，MBT矫治器，

排齐整平上下牙列，MEAW技术压低磨牙，改善开𬌗，调整咬合关系，尽量纠正下颌功能性偏斜。矫治后上下牙齿排列整齐，咬合关系良好。

矫治时间

20个月。

弓丝序列

见表17-1；见图17-2。

表17-1　矫治过程弓丝序列

颌位	弓丝顺序	时间
上颌	0.012英寸NiTi圆丝	1个月
	0.014英寸NiTi圆丝	2个月
	0.016英寸×0.022英寸NiTi方丝	4个月
	0.017英寸×0.022英寸不锈钢方丝	2个月
	0.017英寸×0.022英寸不锈钢方丝MEAW弓	11个月
下颌	0.012英寸NiTi圆丝	1个月
	0.014英寸NiTi圆丝	6个月
	0.017英寸×0.022英寸不锈钢方丝	2个月
	0.017英寸×0.022英寸不锈钢方丝MEAW弓	11个月

矫治结果

上下牙列排列整齐，中线改善，前牙覆𬌗、覆盖正常，左侧尖磨牙中性关系，右侧尖磨牙轻远中关系（图17-3至17-6，表17-2）。

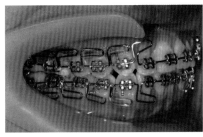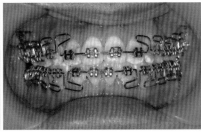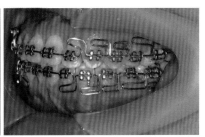

图17-2　矫治中口内像　MEAW弓调整咬合

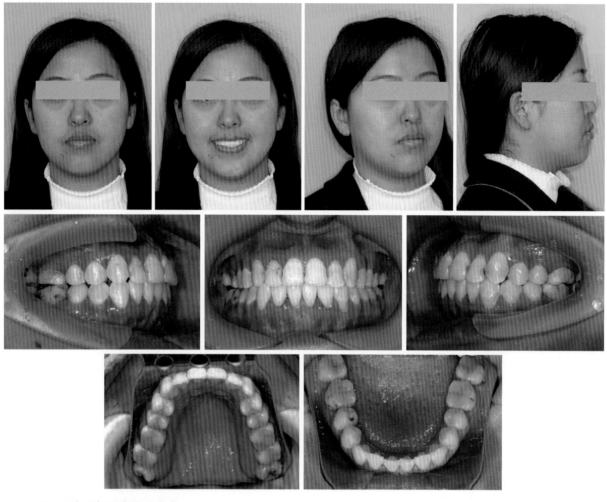

图 17-3　矫治后颜面像及口内像

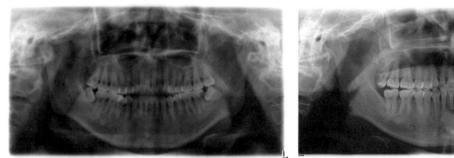

图 17-4　矫治前后全口曲面体层片比较

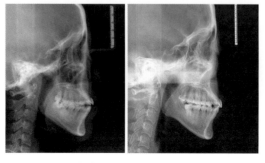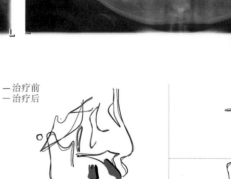

图 17-5　矫治前后头颅定位侧位片及重叠图

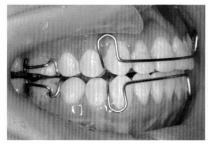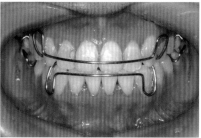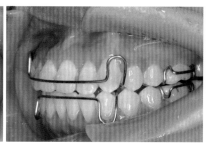

图 17-6　传统保持器保持

表 17-2　矫治前后头影测量分析

测量项目	正常值	治疗前	治疗后
SNA（°）	83.13 ± 3.60	74.4	75.0
SNB（°）	79.65 ± 3.20	72.4	72.1
ANB（°）	3.48 ± 1.69	2.0	2.9
Ptm-S（mm）	17.70 ± 2.24	18.3	17.4
Ptm-A（mm）	44.89 ± 2.76	41.1	40.8
Pcd-S（mm）	17.48 ± 2.62	17.7	15.6
Go-Pg（mm）	72.53 ± 4.40	69.0	67.8
SN-MP（°）	32.85 ± 4.21	46.3	44.1
FH-MP（°）	28.2 ± 5.45	27.4	26.4
U1-PP（mm）	28.3 ± 2.0	25.7	26.8
L1-MP（mm）	42.2 ± 4.1	39.6	41.8
L6-MP（mm）	34.0 ± 2.2	39.9	36.7
ODI	73.0 ± 5.0	67.6	69.2
U1-L1（°）	126.96 ± 3.54	106.6	107.9
U1-NA（°）	21.49 ± 5.92	42.9	41.7
U1-NA（mm）	4.05 ± 2.32	9.2	8.3
L1-NB（°）	28.07 ± 5.58	29.4	29.9
L1-NB（mm）	5.69 ± 2.05	6.0	6.5

矫治体会

■问题一：MEAW 弓用于开殆有何优势？

多曲方丝弓技术用于成年人开殆病例的代偿性矫治，其临床效果较为肯定。其基本原理是利用多个垂直水平复合曲，增加了弓丝长度及弹性，可在三维方向对需矫治的牙齿分别调整，且互不干扰；其弓丝长，形变率低，故力量柔和且持久。在后牙的后倾曲与前牙的上下颌间垂直牵引的协同作用下，可使后牙向远中直立并压低，前牙伸长并舌倾。

■问题二：开殆患者矫治后应如何保持？

由于普通活动保持器对于牙齿垂直方向的控制效果不佳，故如有条件，开殆应考虑长时间戴用固定保持器。其次，高位头帽牵引联合活动保持器也是有效的预防复发的方法，或选择后牙颌垫式活动矫治器，两者均可不同程度地防止磨牙伸长，使切牙保持在正确位置而不被压低。对于存在异常舌习惯的开殆患者，舌体能否适应新的口腔形态，决定牙齿能否稳定在矫治后的位置，因此可在保持器上安放舌刺用以破除不良习惯。同时，有学者在保持器上设计腭珠、腭弓等舌肌训练装置，亦可取得良好的效果。

（邹　蕊）

病例 18 安氏Ⅱ²类青少年不拔牙矫治

患者，女，13岁。

主　诉

牙齿不齐，要求矫正。

病　史

患者自换牙后，自觉牙不齐，遂来我院求

治，否认家族史、全身病史及过敏史。

检　查

颜面　正面均面型，左右轻度不对称，右侧略丰满；侧貌直面型（图18-1）。

牙列　恒牙列，17~27，37~47；深覆𬌗Ⅲ度，14、24正锁𬌗。双侧磨牙远中关系。

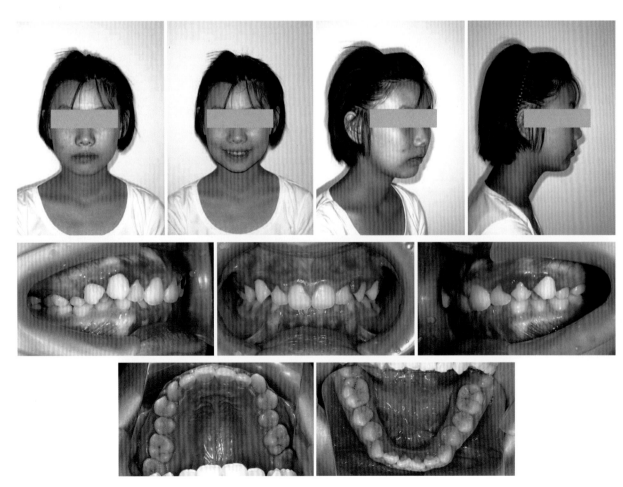

图18-1　矫治前颜面像及口内像

口腔卫生状况一般，牙龈及黏膜无明显异常，牙周情况无明显异常（图18-1）。

功能检查　下颌运动过程中，牙位与肌位一致，无早接触；张口度正常，张口型正常，张口过程中下颌无偏斜；右侧关节张口末弹响，关节及咬肌区无压痛。

模型分析

1. 拥挤度：上颌 4mm，下颌 3mm。
2. Bolton 比：前牙 80.4%，全牙 91.5%。
3. Spee 曲线：2mm。

诊　断

1. 软组织：直面型；左右轻度不对称。
2. 骨型：骨性Ⅱ类；均角。
3. 牙型：安氏Ⅱ²类；上下牙列轻度拥挤；双侧第一前磨牙正锁𬌗。

治疗计划

暂不拔牙矫治，直丝弓矫治技术，MBT 矫治器。唇倾上前牙，排齐整平上下牙列，根据面型情况再考虑是否拔牙矫治。矫治后牙列整齐，磨牙中性关系，咬合良好。

矫治时间

19个月。

弓丝序列

见表18-1；见图18-2至18-4。

表 18-1　矫治过程弓丝序列

颌位	弓丝顺序	时间
上颌	0.012 英寸 NiTi 圆丝	1 个月
	0.014 英寸 NiTi 圆丝	1 个月
	0.016 英寸 × 0.022 英寸 NiTi 方丝	1 个月
	0.016 英寸 NiTi 圆丝	3 个月
	0.017 英寸 × 0.022 英寸 不锈钢方丝	12 个月
	0.018 英寸澳丝	1 个月
下颌	0.016 英寸 NiTi 圆丝	2 个月
	0.016 英寸 × 0.022 英寸 NiTi 方丝	1 个月
	0.017 英寸 × 0.025 英寸 不锈钢方丝	7 个月
	0.018 英寸 NiTi 圆丝	4 个月

矫治结果

上下牙列排列整齐，中线居中，前牙覆𬌗、覆盖正常，双侧尖磨牙中性关系，咬合关系良好（图18-5至18-7，表18-2）。

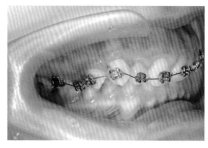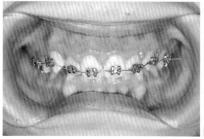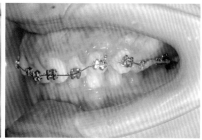

图 18-2　矫治中口内像　排齐上牙列

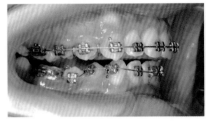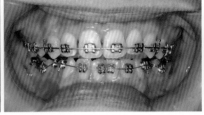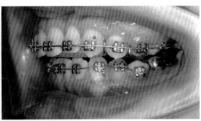

图 18-3　矫治中口内像　平面导板打开咬合配合颌间Ⅱ类牵引

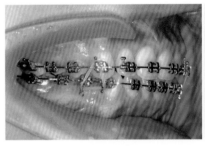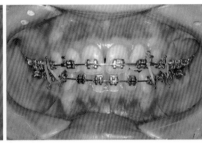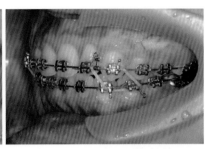

图 18-4　矫治中口内像　咬合调整阶段

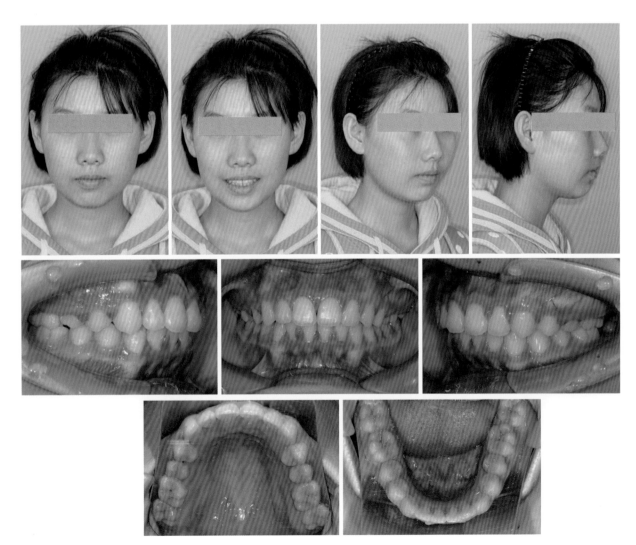

图 18-5　矫治后颜面像及口内像

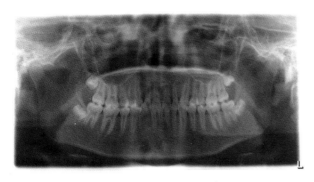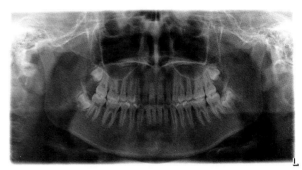

图 18-6　矫治前后全口曲面体层片比较

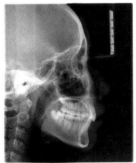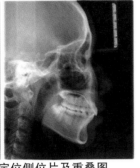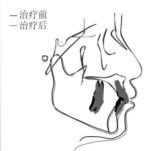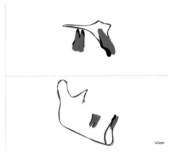

—治疗前
—治疗后

图 18-7　矫治前后头颅定位侧位片及重叠图

表 18-2　矫治前后头影测量分析

测量项目	正常值	治疗前	治疗后
SNA（°）	83.13±3.60	85.8	85.7
SNB（°）	79.65±3.20	78.4	80.6
ANB（°）	3.48±1.69	7.4	5.1
Ptm-S（mm）	17.70±2.24	21.0	21.3
Ptm-A（mm）	44.89±2.76	45.0	44.7
Pcd-S（mm）	17.48±2.62	22.2	19.8
Go-Pg（mm）	72.53±4.40	69.0	69.8
SN-MP（°）	32.85±4.21	34.1	36.6
FH-MP（°）	28.2±5.45	22.7	25.8
U1-L1（°）	126.96±3.54	139.5	110.5
U1-NA（°）	21.49±5.92	10.9	22.9
U1-NA（mm）	4.05±2.32	1.6	2.7
L1-NB（°）	28.07±5.58	22.2	33.4
L1-NB（mm）	5.69±2.05	4.6	8.0

矫治体会

■问题：该患者制定方案时要考虑哪些因素？

该患者为安氏Ⅱ²类病例，上下牙列轻度拥挤，制定治疗方案时应慎重拔牙。若贸然拔牙，可能导致后期无法关闭拔牙间隙。应首先改变上下前牙长轴，再根据下颌骨颌位和侧貌变化考虑是否采取拔牙矫治。

安氏Ⅱ²类患者常伴有深覆𬌗的发生，而均角或低角的深覆𬌗病例可以通过佩戴上颌平导或斜导打开咬合，但此类方法打开咬合的效果多来自磨牙伸长，故并不适用于高角病例。

（邹蕊）

安氏Ⅱ类牙列拥挤青少年拔牙矫治

患者，男，12岁。

主　诉

牙齿不齐，要求矫治。

病　史

否认口腔既往史，家族史，否认全身病史及过敏史。

检　查

颜面　正面均面型，左侧略丰满，唇齿位正常，微笑位正常；侧貌凸面型，上唇位靠前，下唇位靠后，颏位靠后，颏唇沟深（图19-1）。

牙列　恒牙列，牙列式为17~26，37~47

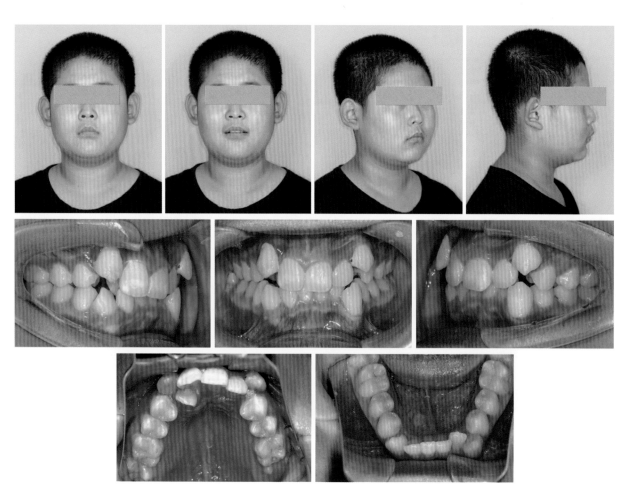

图 19-1　矫治前颜面像及口内像

牙。前牙覆𬌗 5mm，覆盖正常，上中线右偏 1.5mm，下中线左偏 1.5mm。上颌尖牙唇低位，双侧磨牙远中关系。口腔卫生状况一般，牙龈及黏膜无明显异常，牙周情况无明显异常（图 19-1）。

功能检查　下颌运动过程中，牙位与肌位一致，无早接触；张口度正常，张口型正常，张口过程中下颌无偏斜；双侧关节无弹响，关节及咬肌区无压痛。

模型分析

1. 拥挤度：上颌 15mm，下颌 6mm。
2. Bolton 比：前牙 78.31%，全牙 89.16%。
3. Spee 曲线：3mm。

诊　断

1. 软组织：凸面型。
2. 骨型：骨性Ⅱ类；均角。
3. 牙型：安氏Ⅱ²类；上牙列重度拥挤，下牙列中度拥挤；Ⅱ度深覆𬌗；上中线右偏 1.5mm，下中线左偏 1.5mm。

治疗计划

拔除 14、24、34、44，直丝弓矫治技术，MBT 托槽，排齐整平上下牙列，协调磨牙关系

至中性，矫治后牙列整齐，咬合良好，侧貌改善。

矫治时间

26 个月。

弓丝序列

见表 19-1；见图 19-2、图 19-3。

表 19-1　矫治过程弓丝序列

颌位	弓丝顺序	时间
上颌	0.012 英寸 NiTi 圆丝	1 个月
	0.016 英寸 NiTi 圆丝	6 个月
	0.016 英寸 × 0.022 英寸 NiTi 方丝	4 个月
	0.017 英寸 × 0.025 英寸 不锈钢方丝	15 个月
下颌	0.014 英寸 NiTi 圆丝	1 个月
	0.018 英寸 NiTi 圆丝	1 个月
	0.016 英寸 × 0.022 英寸 NiTi 方丝	1 个月
	0.018 英寸 × 0.025 英寸 NiTi 方丝	1 个月
	0.016 英寸 × 0.022 英寸 不锈钢方丝	4 个月

矫治结果

上下牙列排列整齐，中线居中，前牙覆𬌗、覆盖正常，双侧尖磨牙中性关系，咬合关系良好（图 19-4 至 19-6，表 19-2）。

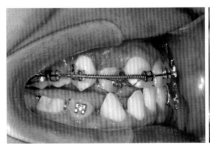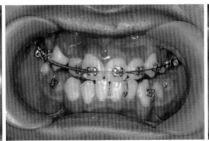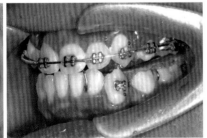

图 19-2　矫治中口内像　下颌颌垫及片段弓

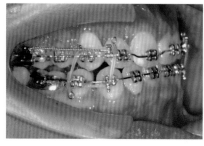
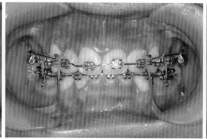
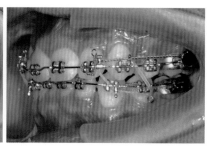

图 19-3　矫治中口内像　咬合精细调整

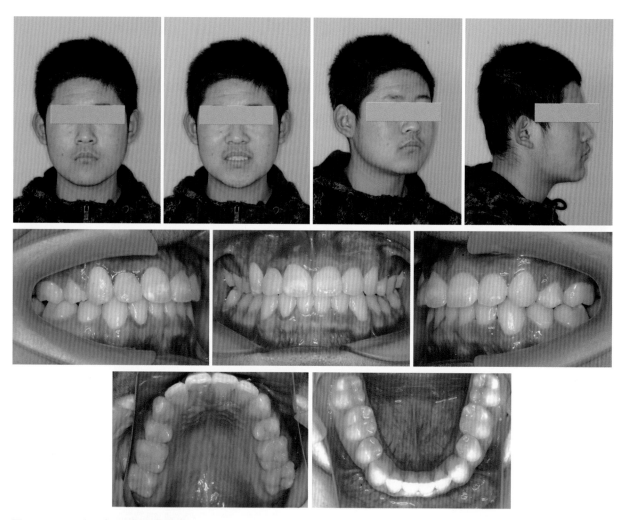

图 19-4　矫治后颜面像及口内像

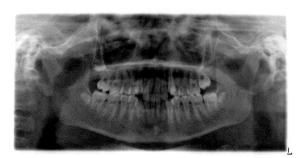
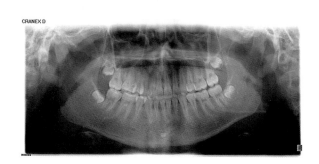

图 19-5　矫治前后全口曲面体层片比较

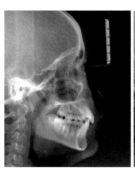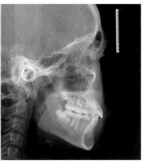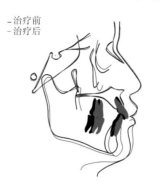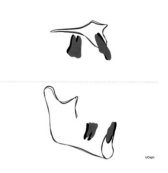

-治疗前
-治疗后

图 19-6　矫治前后头颅定位侧位片及重叠图

表 19-2　矫治前后头影测量分析

测量项目	正常值	治疗前	治疗后
SNA（°）	83.13 ± 3.60	86.6	87.4
SNB（°）	79.65 ± 3.20	80.1	82.2
ANB（°）	3.48 ± 1.69	6	5.2
Ptm-S（mm）	17.70 ± 2.24	16	15.7
Ptm-A（mm）	44.89 ± 2.76	43	43.5
Pcd-S（mm）	17.48 ± 2.62	21.6	21.8
Go-Pg（mm）	72.53 ± 4.40	68.6	70.4
SN-MP（°）	32.85 ± 4.21	28.7	30.9
FH-MP（°）	28.2 ± 5.45	23	24.2
U1-L1（°）	126.96 ± 3.54	131.3	123.1
U1-NA（°）	21.49 ± 5.92	17.5	26.1
U1-NA（mm）	4.05 ± 2.32	1.4	3.3
L1-NB（°）	28.07 ± 5.58	24.6	24.6
L1-NB（mm）	5.69 ± 2.05	4.1	3.9

矫治体会

■问题一：使用𬌗垫的目的是什么？

该患者 12 完全位于腭侧，使用𬌗垫可解除锁结关系，牵引 12 至牙弓内，解除 12 对下颌位置的影响，下颌可以同时粘接片段弓，早期排齐整平，缩短疗程。

■问题二：该病例中，使用片段弓的目的是什么？

患者上前牙过于直立，在早期无法粘接下前牙的托槽，在下颌后牙区使用片段弓有助于整平 Spee 曲线，减少了后期矫治下颌牙列的时间。

（邹　蕊）

病例 20 安氏Ⅱ² 类重度拥挤拔牙矫治

患者，女，15岁。

主 诉

牙齿不齐。

病 史

患者自诉换牙后牙齿不齐，影响美观，遂

前来我院求治。自诉有扁桃体肥大病史，否认家族史及其他全身病史。

检 查

颜面 正面长面型，左侧稍丰满；侧貌直面型，鼻唇角偏大，颏肌紧张，唇闭合不全，下颌角钝（图20-1）。

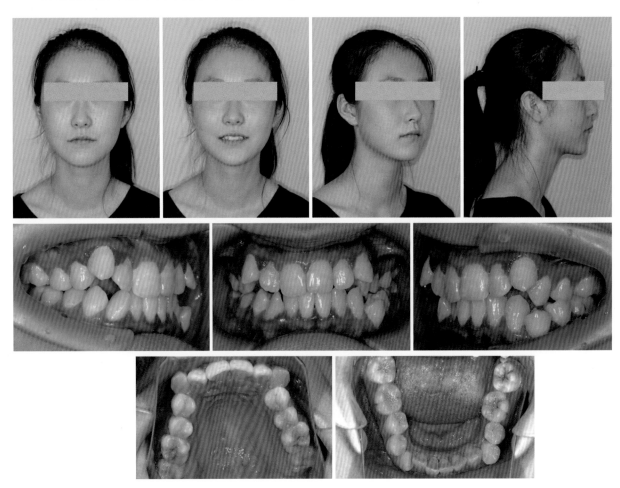

图 20-1 矫治前颜面像及口内像

牙列　上下牙弓方圆形，左右基本对称；恒牙列，17–27，37–47 牙；前牙覆𬌗正常，覆盖正常；下中线左偏约 1mm。右侧磨牙中性关系，左侧磨牙远中关系。口腔卫生状况较差，龈缘软垢，下前牙舌侧可见牙结石，牙龈红肿，黏膜无异常（图 20-1）。

功能检查　患者自诉有偏侧咀嚼习惯。下颌运动过程中，牙位与肌位不一致，无早接触。张口度正常，张口型异常，闭口初双侧髁突动度不一致，左侧关节区轻微压痛。

模型分析

1. 拥挤度：上颌 12mm，下颌 9mm。
2. Bolton 比：前牙 81.3%，全牙 94.7%。
3. Spee 曲线：2mm。

诊　断

1. 软组织：直面型。
2. 骨型：骨性Ⅱ类；高角。
3. 牙型：安氏Ⅱ² 类；上下牙列重度拥挤；上前牙舌倾。
4. 其他：TMD；牙龈炎。

治疗计划

拔除 14、24、34、44，直丝弓矫治技术，MBT 矫治器，解除牙列拥挤，排齐整平上下牙列，关闭拔牙间隙，矫治后牙列整齐，咬合良好。

矫治时间

24 个月。

弓丝序列

见表 20-1；见图 20-2、图 20-3。

表 20-1　矫治过程弓丝序列

颌位	弓丝顺序	时间
上颌	0.014 英寸 CuNiTi 圆丝	6 个月
	0.014 英寸 × 0.025 英寸 CuNiTi 方丝	2 个月
	0.017 英寸 × 0.025 英寸不锈钢方丝	10 个月
	0.018 英寸澳丝	2 个月
	0.016 英寸 × 0.022 英寸 NiTi 方丝	1 个月
	0.017 英寸 × 0.025 英寸不锈钢方丝	3 个月
下颌	0.014 英寸 CuNiTi 圆丝	6 个月
	0.014 英寸 × 0.025 英寸 CuNiTi 方丝	4 个月
	0.017 英寸 × 0.025 英寸不锈钢方丝	14 个月

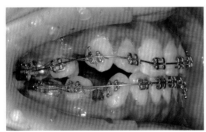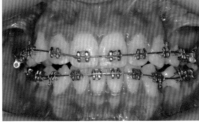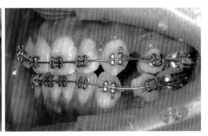

图 20-2　矫治中口内像　排齐整平阶段

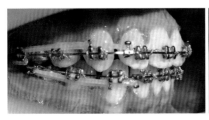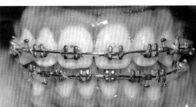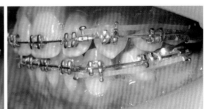

图 20-3　矫治中口内像　滑动法关闭拔牙间隙

矫治结果

上下牙列排列整齐，前牙覆殆、覆盖正常，双侧尖磨牙咬合关系良好。X线片显示，牙根平行度良好。侧貌改善（图20-4至20-6，表20-2）。

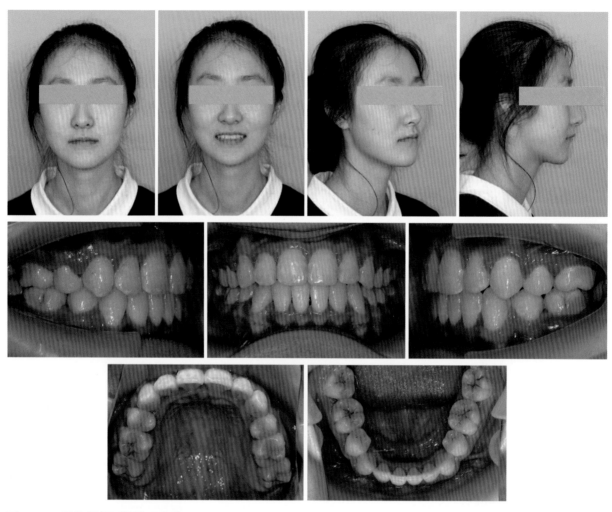

图20-4 矫治后颜面像及口内像

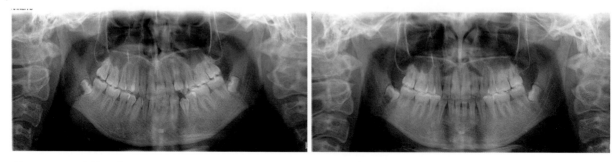

图20-5 矫治前后全口曲面体层片比较

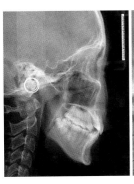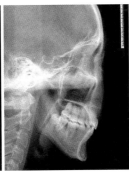

—治疗前
—治疗后

图 20-6 矫治前后头颅定位侧位片及重叠图

表 20-2 矫治前后头影测量分析

测量项目	正常值	治疗前	治疗后
SNA（°）	83.13 ± 3.60	82.2	81.4
SNB（°）	79.65 ± 3.20	76.1	76.1
ANB（°）	3.48 ± 1.69	6.1	5.3
Ptm-S（mm）	17.70 ± 2.24	18.2	18.1
Ptm-A（mm）	44.89 ± 2.76	45.8	45.6
Pcd-S（mm）	17.48 ± 2.62	20.9	20.2
Go-Pg（mm）	72.53 ± 4.40	66.3	66.2
SN-MP（°）	32.85 ± 4.21	41.7	39.5
FH-MP（°）	28.2 ± 5.45	30.2	27.6
U1-L1（°）	126.96 ± 3.54	131	132.3
U1-NA（°）	21.49 ± 5.92	16.4	18.2
U1-NA（mm）	4.05 ± 2.32	0.8	2.3
L1-NB（°）	28.07 ± 5.58	26.5	25.4
L1-NB（mm）	5.69 ± 2.05	5.8	5.6

矫治体会

■问题：该患者诊断为安氏Ⅱ²类，为何选择拔牙矫治？

该患者诊断为安氏Ⅱ²类，却选择拔牙矫治的原因如下。

（1）牙弓拥挤度：患者上下牙弓均为重度拥挤，经过完善的间隙分析，上下颌的拔牙间隙均用于解除拥挤和调整磨牙关系。

（2）垂直骨面型：高角型患者矫治过程中通过磨牙的近中移动，利用楔形效应使下颌平面前上旋，有利于改善高角面型。同时，高角型患者由于其殆力方向，磨牙极易向近中移动。在解除拥挤、协调磨牙关系后，如仍有少量间隙余留，关闭难度不大。

（3）软组织侧貌：该患者初始侧貌分析可见，鼻唇角稍大，拔牙提供间隙，上前牙少量内收，有助于改善侧貌。

（邹　蕊）

病例 21 | 安氏Ⅱ类上颌多个阻生牙牵引矫治

患者，男，14岁。

主 诉

阻生牙求治。

病 史

患者自换牙后发现右上前牙未萌，牙齿不齐，遂来我院求治，否认家族史，全身病史及过敏史。

检 查

颜面 正面均面型，左右轻微不对称；侧貌凸面型，下颌后缩（图21-1）。

牙列 上下牙弓卵圆形，左右基本对称；

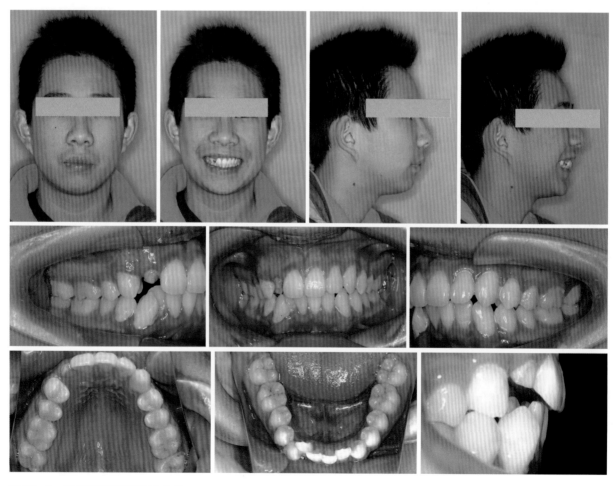

图 21-1 矫治前颜面像及口内像

上下牙弓协调。混合牙列期，上牙列 11、52、14~17、21~27，下牙列 37~47。上中线右偏 2mm，下中线右偏约 1mm。前牙覆𬌗覆盖正常。双侧磨牙远中关系。12、13 未萌，52 滞留，42 舌侧错位。口腔卫生状况一般，牙龈无炎症，黏膜无异常（图 21-1）。

功能检查　下颌运动过程中，牙位与肌位一致，无早接触。张口度正常，张口型偏右。无关节弹响及咬肌区压痛。

模型分析

1. 拥挤度：上颌 8mm，下颌 5mm。
2. Bolton 比：前牙 80.1%，全牙 89.1%。
3. Spee 曲线：3mm。

诊　断

1. 软组织：凸面型。
2. 骨型：骨性Ⅱ类；高角。
3. 牙型：安氏Ⅱ类；52 乳牙滞留；右上前牙区牙瘤；12、13 阻生（图 21-2）。

治疗计划

拔牙矫治，拔除 52、14、24、41，切除右上前牙区牙瘤，排齐整平上下牙列，扩展 12、13 间隙，牵引 12、13 至正常位置，矫治完成后建立良好的前后牙咬合关系，维持现有面型。

矫治时间

22 个月。

弓丝序列

见表 21-1。

表 21-1　固定矫治过程弓丝序列

颌位	弓丝顺序	时间
上颌	0.014 英寸 CuNiTi 圆丝	2 个月
	0.016 英寸澳丝	7 个月
	0.012 英寸 NiTi 圆丝	4 个月
	0.017 英寸 × 0.025 英寸不锈钢方丝	9 个月
下颌	0.014 英寸 CuNiTi 圆丝	2 个月
	0.016 英寸 CuNiTi 圆丝	2 个月
	0.016 英寸 × 0.022 英寸 NiTi 方丝	4 个月
	0.017 英寸 × 0.025 英寸不锈钢方丝	14 个月

矫治结果

上下牙列排列整齐，前牙覆𬌗、覆盖正常，双侧磨牙完全远中关系，上下牙列中线与面中线一致。X 线片显示，牙根平行度良好（图 21-3 至 21-5，表 21-2）。

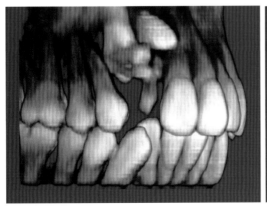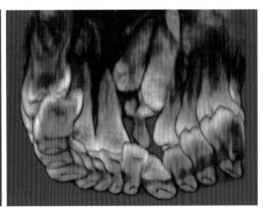

图 21-2　治疗前 CT 重建影像

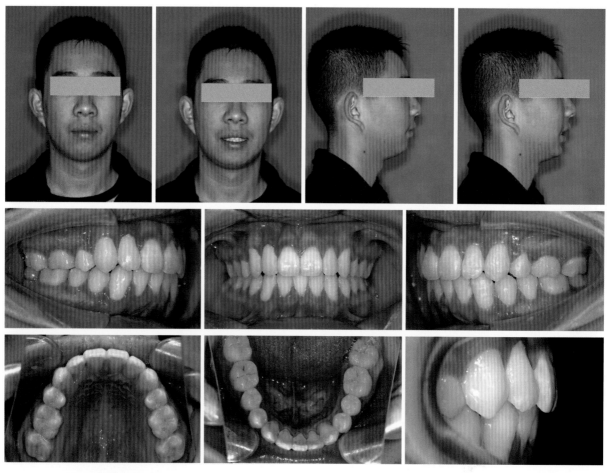

图 21-3　矫治后颜面像及口内像

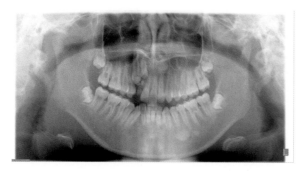

图 21-4　矫治前后曲面体层片比较

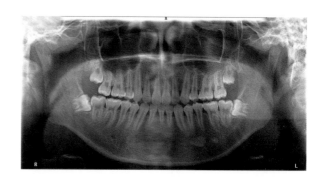

—治疗前
—治疗后

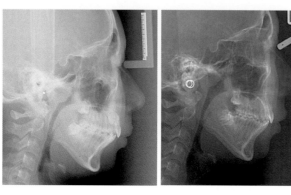

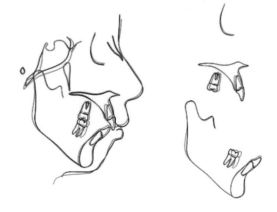

图 21-5　矫治前后头颅定位侧位片及重叠图

表 21-2　矫治前后头影测量分析

测量项目	正常值	治疗前	治疗后
SNA（°）	83.13 ± 3.60	83.1	83.0
SNB（°）	79.65 ± 3.20	72.5	72.9
ANB（°）	3.48 ± 1.69	10.4	10.1
SN-MP（°）	32.85 ± 4.21	47.6	48.2
FMA（FH-MP）（°）	28.2 ± 5.45	42.8	43.1
Y-axis（SGn-FH）（°）	65.03 ± 3.89	75.2	75.6
U1-L1（Interincisal Angle）（°）	126.96 ± 3.54	124.6	127.7
U1-NA（°）	21.49 ± 5.92	8.3	17.5
U1-NA（mm）	4.05 ± 2.32	0.5	2.4
L1-NB（°）	28.07 ± 5.58	37.4	29.6
L1-NB（mm）	5.69 ± 2.05	15.3	13.6

矫治体会

■**问题一：导致上颌前牙埋伏阻生的原因主要有哪些？**

造成上颌前牙埋伏阻生的原因有乳牙的慢性根尖周病、乳牙外伤、乳牙早失、多生牙和牙瘤等。牵引埋伏阻生牙前应明确病因并去除病因。

■**问题二：牵引时机及时间如何把握？**

上颌前牙埋伏阻生治疗的最佳时机是牙根形成 2/3 左右。部分阻生牙与周围骨质有粘连或者牙根弯曲严重并发育已完成者，牵引效果可能不佳，临床上埋伏阻生牙持续牵引 3 个月仍无效者，应建议放弃牵引并拔除。

（唐　甜）

第三部分

安氏Ⅲ类错殆矫治 ◀

病例 22 | 安氏Ⅲ类前牙反验
功能矫治

患者，男，8岁。

主 诉

门牙有缝隙，"地包天"影响美观。

病 史

患者自换牙后，自觉切牙有缝隙，"地包天"，遂来我院求治，否认家族史、全身病史及过敏史。

检 查

颜面 正面均面型，左右基本对称；侧貌凹面型，颏肌紧张，上下唇位置正常（图22-1）。

牙列 上下牙弓卵圆形，左右基本对称。牙列式：16，55~53，11，21，65~63，26，36，75~72，31，41，82~85，46。前牙反覆盖2mm，

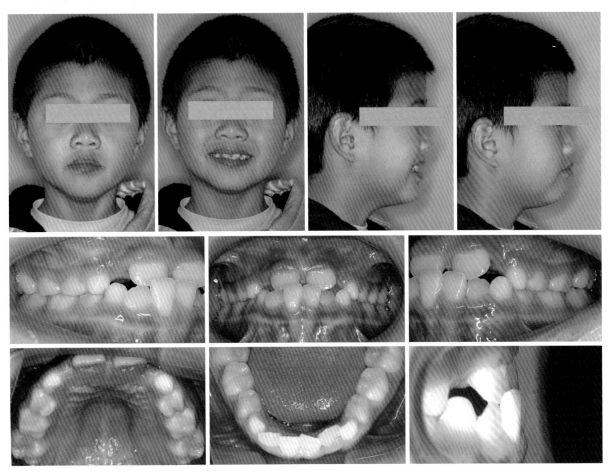

图22-1 矫治前颜面像及口内像

反覆𬌗 2mm，11、21 牙间间隙 2mm。上下中线基本对齐，无偏斜。双侧磨牙近中关系。口腔卫生状况一般，牙龈无炎症，黏膜无异常（图 22-1）。

功能检查 患者自诉有吐舌、咬物习惯。下颌运动过程中，牙位与肌位不一致，无早接触，下颌可后退至切对切。张口度正常，张口型正常，张口过程中下颌无偏斜。无关节弹响及咬肌区压痛。

模型分析

1. 拥挤度：上颌 2mm，下颌 0mm。
2. Bolton 比：前牙 78.43%，全牙 91.83%。
3. Spee 曲线：2mm。

诊 断

1. 软组织：凹面型。
2. 骨型：骨性 I 类；均角。
3. 牙型：安氏 III 类。

治疗计划

采用功能矫治器，解除前牙反𬌗，促进上颌发育，矫治后建立良好的前后牙咬合关系，改善现有面型。

矫治时间

10 个月。

矫治结果

上下颌恒牙正常萌出，无明显间隙，前牙覆𬌗、覆盖正常，双侧尖磨牙咬合关系良好，侧貌改善明显（图 22-2 至 22-4，表 22-2）。

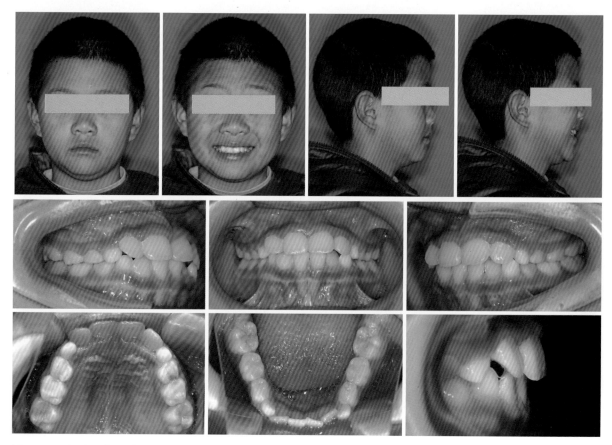

图 22-2 矫治后颜面像及口内像

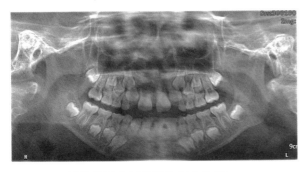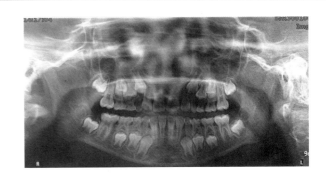

图 22-3　矫治前后全口曲面体层片比较

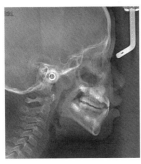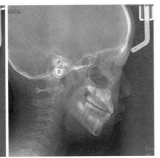

—治疗前
—治疗后

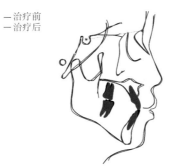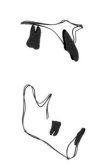

图 22-4　矫治前后头颅定位侧位片及重叠图

表 22-2　矫治前后头影测量分析

测量项目	正常值	治疗前	治疗后
SNA（°）	83.13 ± 3.60	79.7	80.7
SNB（°）	79.65 ± 3.20	76.7	78.4
ANB（°）	3.48 ± 1.69	2.9	2.3
Ptm-S（mm）	17.70 ± 2.24	18.4	19.0
Ptm-A（mm）	44.89 ± 2.76	34.5	33.8
Pcd-S（mm）	17.48 ± 2.62	18.8	18.3
Go-Pg（mm）	72.53 ± 4.40	67.9	68.9
SN-MP（°）	32.85 ± 4.21	39.1	37.7
FH-MP（°）	28.2 ± 5.45	32	30
U1-L1（°）	126.96 ± 3.54	116.0	123.5
U1-NA（°）	21.49 ± 5.92	28.2	21.3
U1-NA（mm）	4.05 ± 2.32	1.7	3.4
L1-NB（°）	28.07 ± 5.58	31.7	25.8
L1-NB（mm）	5.69 ± 2.05	5.5	3.8

矫治体会

■临床中如何鉴别牙性反𬌗与功能性反𬌗？

牙性反𬌗：ANB 角大于 0°；骨Ⅰ类面型；上前牙较舌倾，而下前牙较唇倾。

功能性反𬌗：检查下颌运动轨迹，确定牙位与肌位的不协调，可能存在𬌗干扰或早接触。嘱患者尽可能后退下颌，功能性反𬌗患者下颌可后退至上下前牙对刃关系。后牙咬合时，前牙反𬌗，软组织凹面形，而若下颌后退时，前牙对刃，软组织侧貌正常。选择适合的矫治时机，功能矫治器对功能性错𬌗有良好的矫治效果。

（唐　甜）

安氏Ⅲ类骨性Ⅲ类青少年前牵引矫治

患者，女，11岁。

主 诉

"地包天"求治。

病 史

患儿家长发现患儿前牙"地包天"，遂来我院求治，否认家族史、全身病史及过敏史。

检 查

颜面 正面均面型，左右基本对称；侧貌微凹面型，上唇位置靠后（图23-1）。

牙列 上下牙弓卵圆形，左右基本对称；上下牙弓协调。牙列式：16，55，14，12~26，36，75，34~44，85，46。前牙反覆

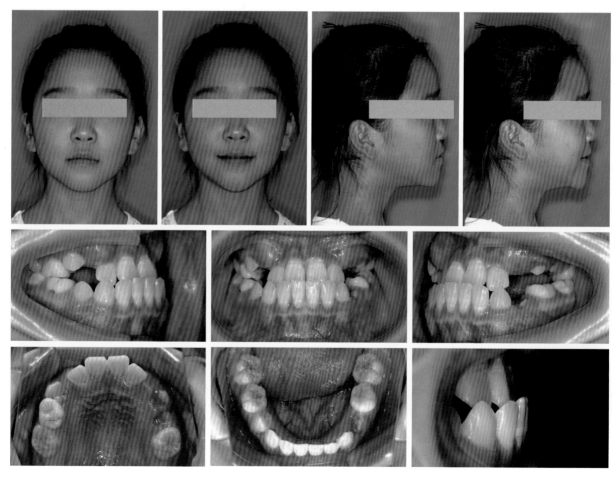

图 23-1 矫治前颜面像及口内像

盖 2mm，反覆𬌗 2mm。上下中线基本对齐，无偏斜。双侧磨牙近中关系。口腔卫生状况一般，牙龈无炎症，黏膜无异常（图 23-1）。

功能检查　患者自诉无不良习惯。下颌运动过程中，牙位与肌位不一致，无早接触。张口度正常，张口型正常，张口过程中下颌无偏斜。无关节弹响及咬肌区压痛。

模型分析

1. 拥挤度：上颌 2mm，下颌 0mm。
2. Bolton 比：前牙 79.43%，全牙 90.83%。
3. Spee 曲线：3mm。

诊　　断

1. 软组织：微凹面型。
2. 骨型：骨性Ⅲ类；均角。

3. 牙型：安氏Ⅲ类；前牙反覆𬌗，反覆盖。

治疗计划

采用前牵引装置，解除前牙反𬌗，促进上颌发育，矫治后建立良好的前后牙咬合关系，改善面型。

矫治时间

12 个月。

矫治结果

上下颌恒牙正常萌出，无明显间隙，前牙覆𬌗、覆盖正常，双侧尖磨牙咬合关系良好，侧貌改善明显（图 23-2 至 23-4，表 23-1）。

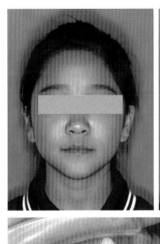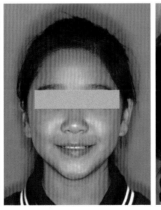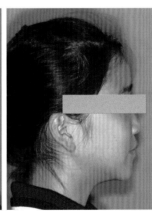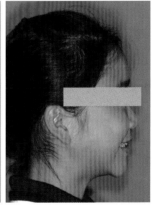
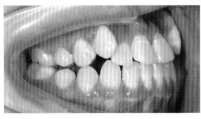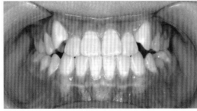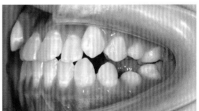
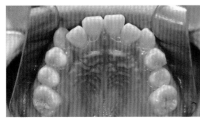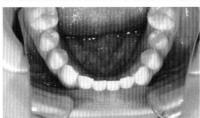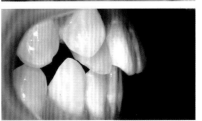

图 23-2　矫治后颜面像及口内像

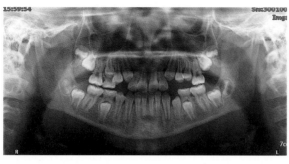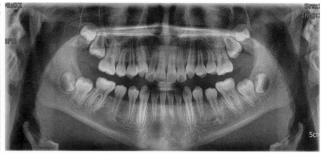

图 23-3　矫治前后全口曲面体层片比较

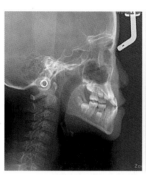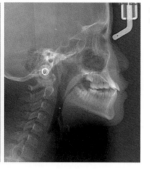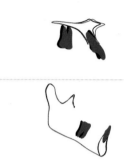

图 23-4　矫治前后头颅定位侧位片及重叠图

表 23-1　矫治前后头影测量分析

测量项目	正常值	治疗前	治疗后
SNA（°）	83.13 ± 3.60	82.6	83.6
SNB（°）	79.65 ± 3.20	85.5	83.2
ANB（°）	3.48 ± 1.69	-2.9	0.4
Ptm-S（mm）	17.70 ± 2.24	16.5	16.7
Ptm-A（mm）	44.89 ± 2.76	37.2	40.3
Pcd-S（mm）	17.48 ± 2.62	18.1	17.9
Go-Pg（mm）	72.53 ± 4.40	67.9	68.9
SN-MP（°）	32.85 ± 4.21	31.5	33.4
FH-MP（°）	28.2 ± 5.45	25.5	27.4
U1-L1（°）	126.96 ± 3.54	130	120.5
U1-NA（°）	21.49 ± 5.92	27.5	30.8
U1-NA（mm）	4.05 ± 2.32	6.5	8.8
L1-NB（°）	28.07 ± 5.58	25.4	28.4
L1-NB（mm）	5.69 ± 2.05	4.2	4.5

矫治体会

■上颌前方牵引器的适应证有哪些？

上颌前方牵引器主要用于替牙期上颌发育不足、位置后缩的骨性前牙反𬌗患者，恒牙早期患者应结合 X 线检查、性成熟及身高体重等判断个体生长发育状况，如不超过 14 岁且尚有生长潜力的病例也可使用。

（唐　甜）

病例 24　安氏Ⅲ类骨性Ⅲ类前牵引双期矫治

患者，女，9岁。

主诉

"地包天"，要求矫治。

病史

患者换牙后，自觉"地包天"，遂来我院求治，否认家族史、全身病史及过敏史。

检查

颜面　正面均面型，右侧丰满；侧貌凹面型，上唇位靠后，鼻唇角正常（图 24-1）。

牙列　上下牙弓卵圆形，左右基本对称；上下牙弓协调。恒牙列，牙列式：16~14，

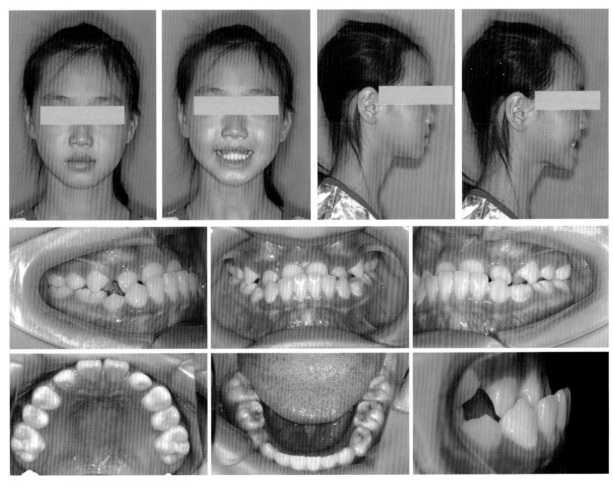

图 24-1　矫治前颜面像及口内像

12~22，25，26，36，75，74，33~44，85，46。前牙反覆𬌗、反覆盖2mm，上下中线均左偏约0.5mm。右侧尖牙未建𬌗，磨牙中性关系；左侧尖牙未建𬌗，磨牙近中关系。口腔卫生状况一般，牙龈无炎症，黏膜无异常（图24-1）。

功能检查 患者自诉无不良习惯。下颌运动过程中，牙位与肌位不一致，无早接触。张口度正常，张口型正常，张口过程中下颌无偏斜。无关节弹响及咬肌区压痛。

模型分析

1. 拥挤度：上颌2mm，下颌0mm。
2. Bolton比：前牙77.43%，全牙91.26%。
3. Spee曲线：3mm。

诊 断

1. 软组织：凹面型。

2. 骨型：骨性Ⅲ类；均角。
3. 牙型：安氏Ⅲ类亚类；上颌牙列轻度拥挤；前牙反覆盖。

治疗计划

一期矫治戴前牵引矫治器9个月，前牙达到正常覆𬌗覆盖。二期不拔牙矫治，采用GAC自锁托槽排齐整平上下牙列。

矫治时间

22个月。

矫治结果

上下牙列排列整齐，前牙覆𬌗、覆盖正常，双侧尖磨牙咬合关系良好，上下牙弓中线与面中线一致。X线片显示，牙根平行度良好。侧貌改善明显（图24-2至24-5，表24-1）。

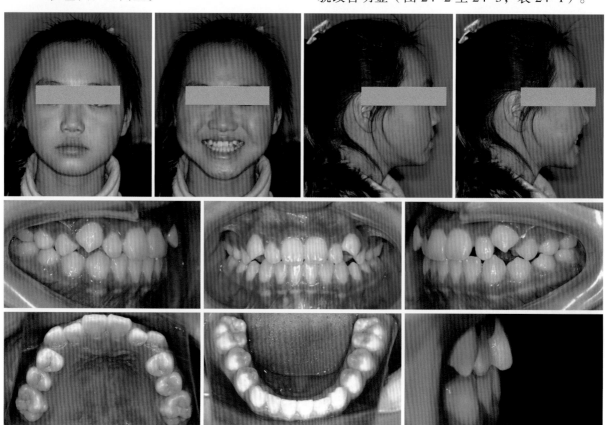

图24-2 一期矫治后颜面像及口内像

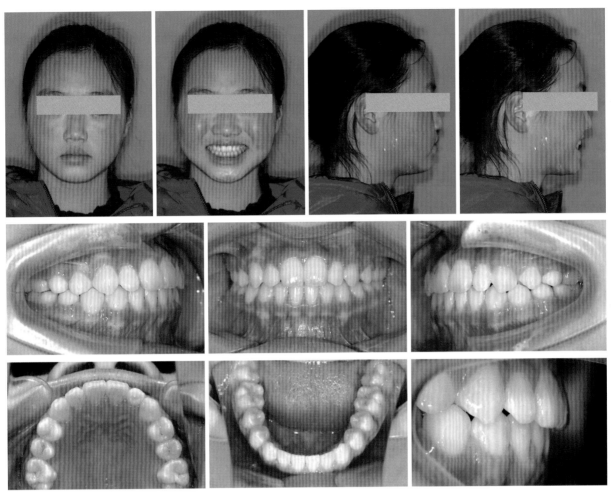

图 24-3　二期矫治后颜面像及口内像

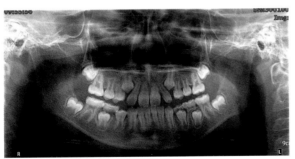
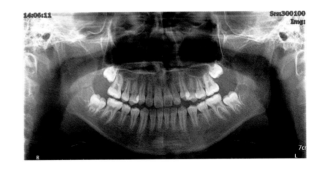

图 24-4　一期矫治前后全口曲面体层片比较

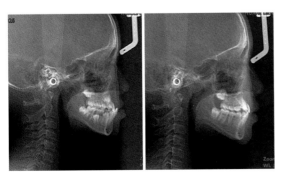
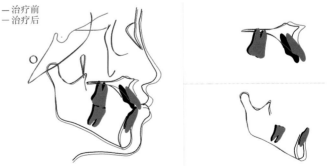

图 24-5　一期矫治前后头颅定位侧位片及重叠图

表 24-1 一期矫治前后头影测量分析

测量项目	正常值	治疗前	治疗后
SNA（°）	83.13 ± 3.60	74.4	78.3
SNB（°）	79.65 ± 3.20	77.6	78.4
ANB（°）	3.48 ± 1.69	-3.2	-0.1
Ptm-S（mm）	17.70 ± 2.24	17.6	17.6
Ptm-A（mm）	44.89 ± 2.76	38.8	42.4
Pcd-S（mm）	17.48 ± 2.62	16.9	17.3
Go-Pg（mm）	72.53 ± 4.40	60.9	62.3
SN-MP（°）	32.85 ± 4.21	36.1	35.1
FH-MP（°）	28.2 ± 5.45	26.0	25
U1-L1（°）	126.96 ± 3.54	115	117
U1-NA（°）	21.49 ± 5.92	38.1	36.4
U1-NA（mm）	4.05 ± 2.32	4.3	6.0
L1-NB（°）	28.07 ± 5.58	30.1	28.9
L1-NB（mm）	5.69 ± 2.05	4.7	4.3

矫治体会

■问题：对于该患者矫治中应注意什么？

治疗前准确分析青少年前牙反𬌗的机制，才能选择合适的矫治方式。该患者头影测量结果显示，骨型Ⅲ类形成机制为上颌骨长度发育不足，采用刺激上颌骨发育的方法才是针对性的解决方案。功能矫治器要合理把握适应证及矫治时机，同时其效果依赖于患者的配合度，需要对青少年患者的依从性进行评估。双期矫治的功能矫形阶段完成后，二期矫治也是十分重要的环节，是对患者一个完整的诊疗过程，从而实现面型、功能的全面改善。

（唐　甜）

安氏Ⅲ类伴轻度拥挤不拔牙双期矫治

患者，女，10岁。

主 诉

地包天，要求矫治。

病 史

否认口腔既往史；否认家族史、全身病史及过敏史。

检 查

颜面 正面均面型，左右基本对称，侧貌微凹面型（图25-1）。

牙列 混合牙列，16、55、14、13、11~24、65、26；36、75、34~33、85、46。前牙反覆𬌗约2mm，反覆盖2mm。12未萌，22腭侧错位。双侧尖磨牙近中关系。上颌中线右偏约2mm。口腔卫生状况一般，牙龈及黏膜无明显异常，

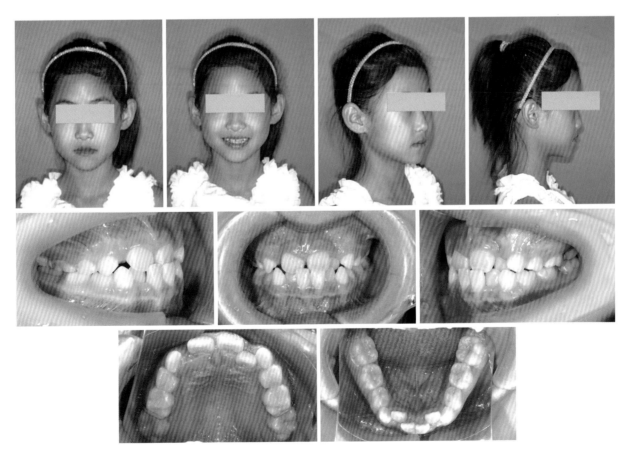

图25-1　矫治前颜面像及口内像

牙周情况无明显异常（图 25-1）。

功能检查 下颌运动过程中，牙位与肌位一致，无早接触；张口度正常，张口型正常，张口过程中下颌无偏斜；右侧关节开口末弹响，关节及咬肌区无压痛。

模型分析

1. 拥挤度：上颌 4mm，下颌 3mm。
2. Bolton 比：前牙 81.44%，全牙 92.23%。
3. Spee 曲线：2mm。

诊　断

1. 软组织：微凹面型。
2. 骨型：骨性Ⅲ类；均角。
3. 牙型：安氏Ⅲ类；上下牙列轻度拥挤；

上中线右偏 2mm。

4. 其他：TMD。

治疗计划

双期矫治，一期采用上颌骨前方牵引。

二期直丝弓矫治技术，ICE 矫治器，排齐整平牙列，改善双侧磨牙关系与前牙覆𬌗覆盖。矫治后牙列整齐，咬合良好，面型改善。

矫治时间

一期矫治 9 个月，二期矫治 14 个月。

弓丝序列

见表 25-1；见图 25-2 至 25-4。

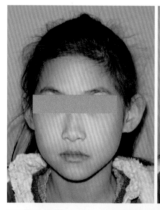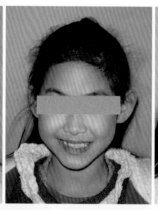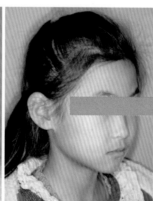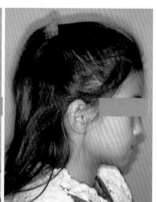

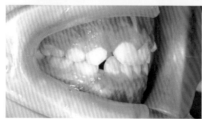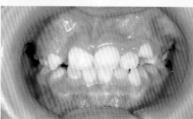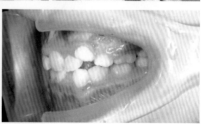

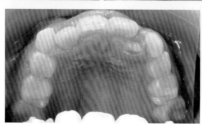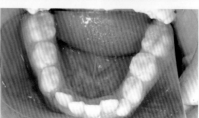

图 25-2　一期矫治后颜面像及口内像

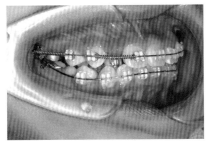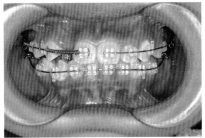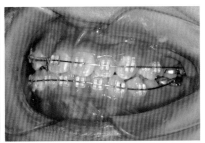

图 25-3　二期矫治中口内像　排齐整平阶段

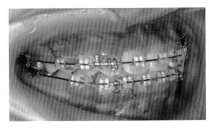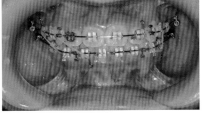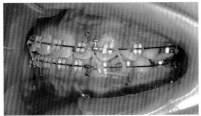

图 25-4　二期矫治中口内像　咬合调整阶段

表 25-1　矫治过程弓丝序列

颌位	弓丝顺序	时间
上颌	0.012 英寸 NiTi 圆丝	2 个月
	0.016 英寸 × 0.022 英寸 NiTi 方丝	7 个月
	0.017 英寸 × 0.022 英寸 不锈钢方丝	5 个月
下颌	0.012 英寸 NiTi 圆丝	2 个月
	0.016 英寸 NiTi 圆丝	3 个月
	0.016 英寸 × 0.022 英寸 NiTi 方丝	4 个月
	0.017 英寸 × 0.022 英寸 不锈钢方丝	5 个月

矫治结果

　　上下牙列排列整齐，前牙覆𬌗、覆盖正常，双侧尖磨牙中性关系，咬合关系良好（图 25 至 5~25-7，表 25-2）。

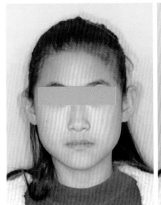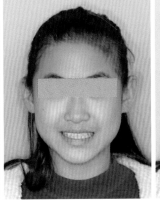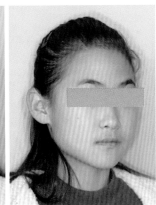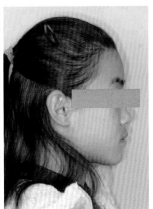

图 25-5　矫治后颜面像及口内像

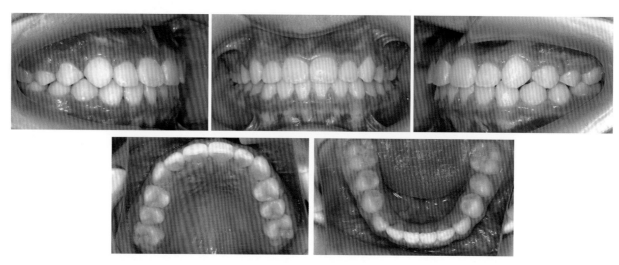

图 25-5（续）

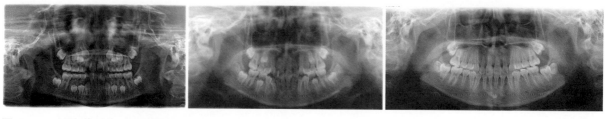

图 25-6　矫治前后全口曲面体层片比较

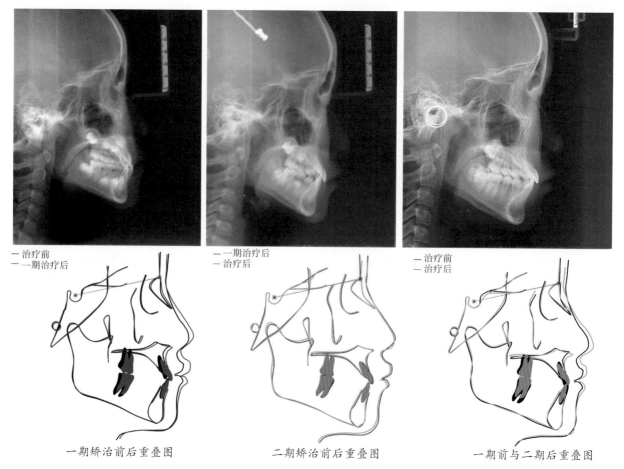

图 25-7　矫治前后头颅定位侧位片及重叠图

表 25-2　矫治前后头影测量分析

测量项目	正常值	Ⅰ期治疗前	Ⅱ期治疗前	Ⅱ期治疗后
SNA（°）	82.8 ± 4.0	81.3	83.9	81.2
SNB（°）	80.1 ± 3.9	81.3	81.9	79.6
ANB（°）	2.7 ±2.0	0.0	2.0	1.6
Ptm-A（mm）	44.89 ± 2.76	40.1	44.0	45.4
Ptm-S（mm）	17.70 ± 2.24	16.8	18.3	18.3
Go-Po（mm）	72.53 ± 4.40	56.2	62.1	64.2
Pcd-S（mm）	17.48 ± 2.62	10.2	14.8	15.1
SN-MP（°）	32.85 ± 4.21	32.1	30.1	31.5
FMA（FH-MP）（°）	28.2 ± 5.45	24.1	23.6	23.9
U1-L1（°）	124.2 ± 8.2	143.5	130.8	130.1
U1-NA（°）	22.8 ± 5.7	15.8	32.7	30.7
U1-NA（mm）	5.1 ± 2.4	1.9	4	5.4
L1-NB（°）	30.3 ± 5.8	20.7	21.6	23.4
L1-NB（mm）	6.7 ± 2.1	3.9	3.6	4.5

矫治体会

■问题一：前牙反𬌗的矫治特点有哪些？

前牙反𬌗若不经矫治有随生长逐渐加重的趋势，对于生长发育高峰期前的轻度骨性畸形患者，功能矫形治疗是阻断畸形进展、改善患者面形的重要治疗手段。对患者生长发育阶段的准确判断，是获得良好矫治效果的重要保证。许多病例常伴有牙列拥挤、牙弓宽度及高度的不协调及颜面部不对称等，难度较大。部分反𬌗病例，尤其是骨性反𬌗随生长发育常有复发的可能，根据患者的具体发病机制选择个性化的功能矫形治疗方法，是保证矫治效果的前提。

■问题二：口外上颌前方牵引器适用于哪些患者？

口外上颌前方牵引器主要适用于替牙期上颌发育不足，位置后缩的骨性前牙反𬌗，恒牙早期不超过 14 岁也可以使用。牵引方向应根据患者垂直骨面型确定，常与快速腭中缝开展联合使用。

（邹　蕊）

病例 26　安氏Ⅲ类青少年拔牙矫治

患者，女，15岁。

主　诉

牙不齐，影响美观。

病　史

患者换牙后，自觉牙不齐，遂来我院求治，否认家族史、全身病史及过敏史。

检　查

颜面　正面均面型，左右轻度不对称，左侧略丰满，侧貌凸面型（图26-1）。

牙列　恒牙列，17~27，37~47；双侧磨牙近中关系；下中线右偏约2mm。口腔卫生状况一般，牙龈及黏膜无明显异常，牙周情况无明显异常（图26-1）。

功能检查　下颌运动过程中，牙位与肌位

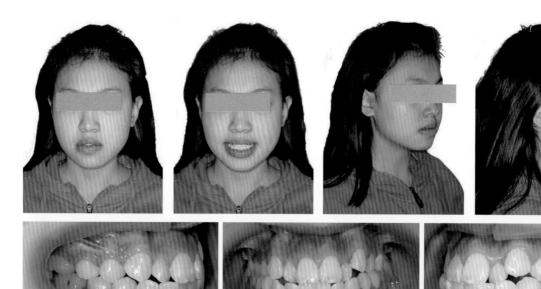

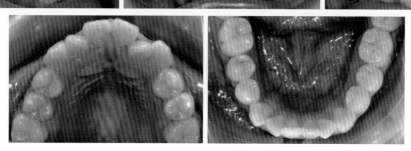

图26-1　矫治前颜面像及口内像

一致，无早接触；张口度正常，张口型正常，张口过程中下颌无偏斜；右侧关节开口末弹响，关节及咬肌区无压痛。

列整齐，咬合关系良好，侧貌改善。

模型分析

1. 拥挤度：上颌 4mm，下颌 3mm。
2. Bolton 比：前牙 81.44%，全牙 92.55%。
3. Spee 曲线：2mm。

诊　断

1. 软组织：凸面型；左右轻度不对称。
2. 骨型：骨性Ⅰ类；均角。
3. 牙型：安氏Ⅲ类；上下颌牙列轻度拥挤；个别前牙反𬌗；下中线右偏 2mm。
4. 其他：TMD。

治疗计划

拔除 14、24、34、44，直丝弓矫治技术，Damon Q 矫治器。排齐整平上下颌牙列，内收上下前牙，控制后牙高度，矫治后上下牙齿排

矫治时间

19 个月

弓丝序列

见表 26-1；见图 26-2 至 26-4。

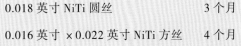

表 26-1　矫治过程弓丝序列

颌位	弓丝顺序	时间
上颌	0.014 英寸 NiTi 圆丝	2 个月
	0.018 英寸 NiTi 圆丝	3 个月
	0.016 英寸 ×0.022 英寸 NiTi 方丝	4 个月
	0.018 英寸 ×0.025 英寸不锈钢方丝	10 个月
下颌	0.012 英寸 NiTi 圆丝	1 个月
	0.014 英寸 NiTi 圆丝	1 个月
	0.018 英寸 NiTi 圆丝	3 个月
	0.016 英寸 ×0.022 英寸 NiTi 方丝	4 个月
	0.018 英寸 ×0.025 英寸不锈钢方丝	10 个月

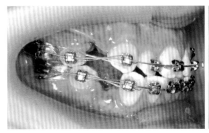
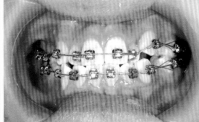
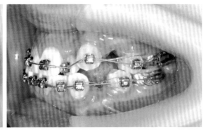

图 26-2　矫治中口内像　排齐整平阶段

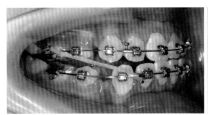
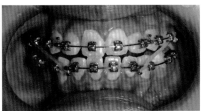
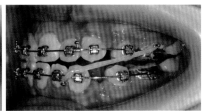

图 26-3　矫治中口内像　颌间Ⅲ类牵引，纠正磨牙关系

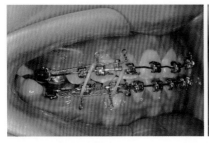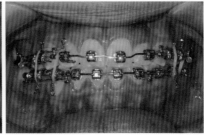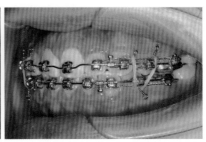

图 26-4　矫治中口内像　精细咬合调整

矫治结果

上下牙列排列整齐，中线居中，前牙覆𬌗、

覆盖正常，双侧尖磨牙中性关系，咬合关系良好（图 26-5 至 26-7，表 26-2）。

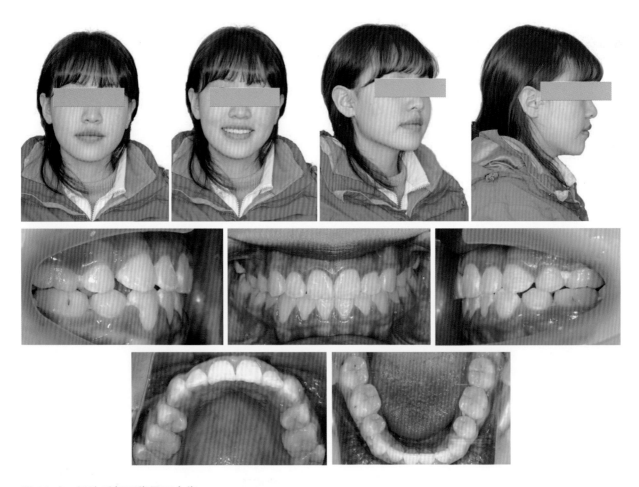

图 26-5　矫治后颜面像及口内像

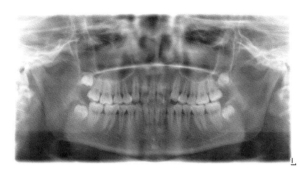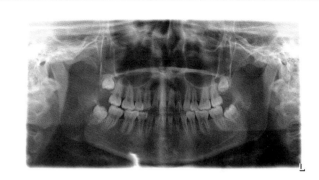

图 26-6 矫治前后全口曲面体层片比较

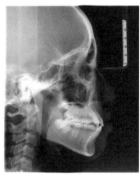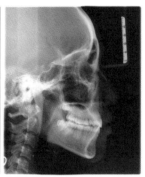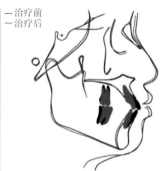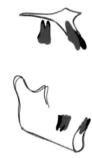

—治疗前
—治疗后

图 26-7 矫治前后头颅定位侧位片及重叠图

表 26-2 矫治前后头影测量分析

测量项目	正常值	治疗前	治疗后
SNA（°）	82.8 ± 4.0	80.4	80.5
SNB（°）	80.1 ± 3.9	80.0	79.5
ANB（°）	2.7 ± 2.0	0.4	1.0
Ptm-A（mm）	44.89 ± 2.76	44.8	44.7
Ptm-S（mm）	17.70 ± 2.24	18.0	17.3
Go-Po（mm）	72.53 ± 4.40	69.6	70.3
Pcd-S（mm）	17.48 ± 2.62	18.3	17.9
SN-MP（°）	32.85 ± 4.21	32.6	33.6
FMA（FH-MP）（°）	28.2 ± 5.45	23.4	24.4
U1-L1（°）	124.2 ± 8.2	116.3	130.2
U1-NA（°）	21.49 ± 5.92	32.0	20.0
U1-NA（mm）	4.05 ± 2.32	6.5	4.3
L1-NB（°）	28.07 ± 5.58	40.5	25.5
U1-NB（mm）	5.69 ± 2.05	7.5	3.8

矫治体会

■ 问题一：对于主诉侧貌前突的患者，在制定治疗方案时要考虑哪些因素？

对于自诉牙齿前突的患者，要全面检查，结合资料分析数据，辨别是单纯牙齿前突导致的牙性问题，还是骨骼异常引起的上颌前突，亦或是由于下颌后缩导致的"假性"上牙前突，前者经过拔牙或者简单的内收常可达到满意的效果，而后两者若情况严重则需要手术的介入。

■ 问题二：该患者在矫治中要注意什么？

该患者系安氏Ⅲ类，在内收上下前牙的同时，还需协调磨牙关系，要密切关注下前牙转矩及下前牙区牙槽骨，避免转矩丢失，过度内收，造成下前牙唇侧骨皮质损伤。

（邹 蕊）

病例 27 | 安氏Ⅲ类亚类下颌偏斜掩饰矫治

患者，女，11岁。

主 诉

下颌偏斜，影响美观。

病 史

患者自诉换牙后牙齿不齐，遂来我院求治，

否认家族史、全身病史及过敏史。

检 查

颜面 正面均面型，右侧丰满，颏点偏右；侧貌直面型，唇肌、颏肌紧张，上唇较厚，唇红外翻，下唇位靠前，颏位正常，下颌角正常（图27-1）。

牙列 上下牙弓卵圆形，左右基本对称；

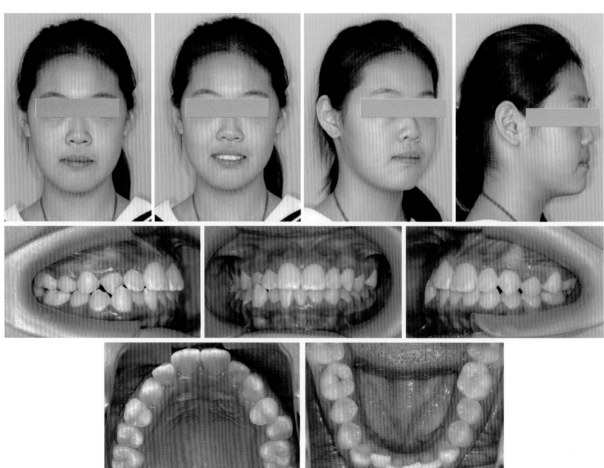

图 27-1 矫治前颜面像及口内像

上下牙弓不协调。恒牙列，17~27，37~47。13、43 反𬌗，覆盖 3mm，25、35 正锁𬌗，下中线右偏约 3mm。右侧尖磨牙中性关系，左侧尖磨牙近中关系。口腔卫生状况一般，牙龈无炎症，黏膜无异常（图 27-1）。

功能检查　患者自诉有口呼吸习惯。下颌运动过程中，牙位与肌位不一致，无早接触。张口度正常，张口型正常，张口过程中下颌无偏斜。无关节弹响及咬肌区压痛。

模型分析

1. 拥挤度：上颌 4mm，下颌 4mm。
2. Bolton 比：前牙 80%，全牙 91.6%。
3. Spee 曲线：3mm。

诊　　断

1. 软组织：直面型；颏部偏斜（偏右）；唇红外翻。
2. 骨型：骨性 Ⅰ 类；均角。
3. 牙型：安氏 Ⅲ 类亚类；上下牙列轻度拥挤；个别牙反𬌗，25~35 正锁𬌗。

治疗计划

暂不拔牙，直丝弓矫治技术，Damon Q 矫治器，排齐整平上下牙列，纠正正锁𬌗后，视颌位变化及前牙唇倾情况决定是否拔除前磨牙。

矫治时间

15 个月。

弓丝序列

见表 27-1；见图 27-2、图 27-3。

表 27-1　矫治过程弓丝序列

颌位	弓丝顺序	时间
上颌	0.014 英寸 CuNiTi 圆丝	2 个月
	0.014 英寸 ×0.025 英寸 CuNiTi 方丝	3 个月
	0.017 英寸 ×0.022 英寸不锈钢方丝 MEAW 弓	10 个月
下颌	0.014 英寸 CuNiTi 圆丝	2 个月
	0.014 英寸 ×0.025 英寸 CuNiTi 方丝	3 个月
	0.017 英寸 ×0.022 英寸不锈钢方丝 MEAW 弓	10 个月

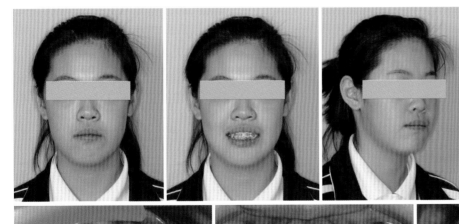
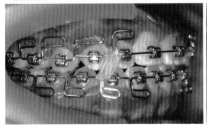
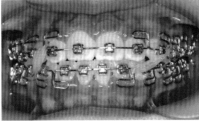
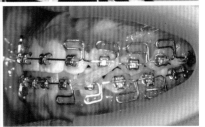

图 27-2　矫治中面像及口内像　MEAW 弓 + 不对称牵引

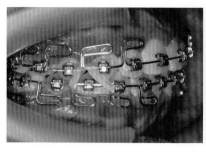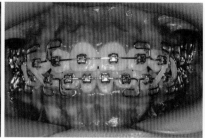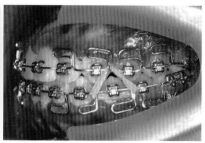

图 27-3　矫治中口内像　咬合精细调整

矫治结果

上下牙列排列整齐，前牙覆𬌗、覆盖正常，双侧尖磨牙咬合关系良好。X线片显示，牙根平行度良好。侧貌改善明显（图 27-4 至 27-6，表 27-2）。

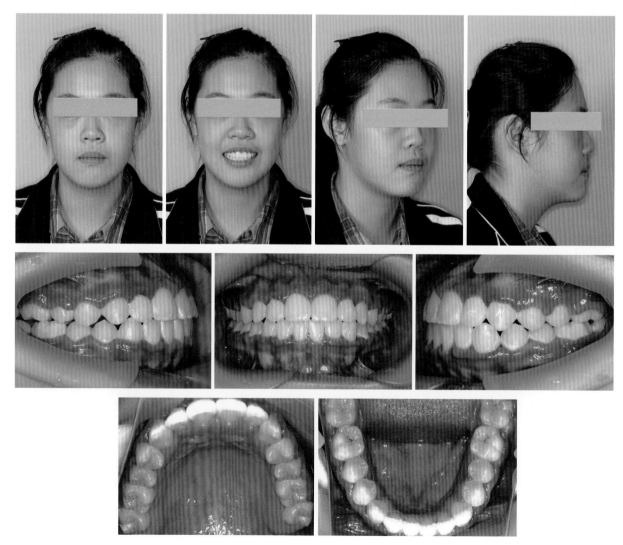

图 27-4　矫治后颜面像及口内像

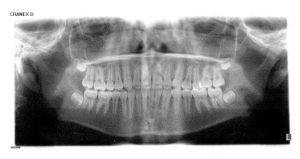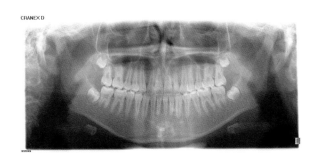

图 27-5 矫治前后全口曲面体层片比较

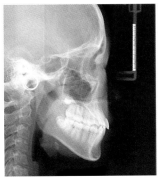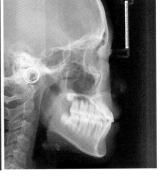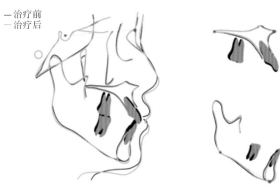

—治疗前
—治疗后

图 27-6 矫治前后头颅定位侧位片及重叠图

表 27-2 矫治前后头影测量分析

测量项目	正常值	治疗前	治疗后
SNA（°）	83.13 ± 3.60	83.8	83.2
SNB（°）	79.65 ± 3.20	83.4	82.5
ANB（°）	3.48 ± 1.69	0.4	0.7
Ptm-A（mm）	44.89 ± 2.76	46.2	45.9
Ptm-S（mm）	17.70 ± 2.24	20.8	21.1
Go-Po（mm）	72.53 ± 4.40	70.6	70.3
Pcd-S（mm）	17.48 ± 2.62	18.4	18.3
SN-MP（°）	32.85 ± 4.21	32.6	34.4
FMA（FH-MP）（°）	28.2 ± 5.45	22.2	23.3
U1-L1（Interincisal Angle）（°）	126.96 ± 3.54	119.2	118.6
U1-NA（°）	21.49 ± 5.92	31.3	29.1
U1-NA（mm）	4.05 ± 2.32	7.9	5.7
L1-NB（°）	28.07 ± 5.58	26.2	26.8
L1-NB（mm）	5.69 ± 2.05	4.2	3.9

矫治体会

■ 问题：MEAW 弓纠正下颌偏斜的优势是什么？

下颌偏斜是多曲方丝弓矫治技术的适应证之一。对于以牙性为主的下颌偏斜，应首先找到造成下颌骨偏斜的功能因素，该患者存在锁𬌗及个别牙反𬌗，应优先解除。

多曲方丝弓技术（MEAW）多用于反𬌗、开𬌗、偏𬌗等错𬌗畸形。多曲的存在，使托槽间的弓丝长度增加，弹性增加，提供柔和而持久的矫治力，同时，相邻牙齿间的曲作为应力中断点，在对单颗牙进行定向移动的同时，邻牙几乎不受影响。

（邹 蕊）

病例 28 安氏Ⅲ类低角成人不拔牙矫治

患者，女，21岁。

主 诉

牙列不齐，影响美观。

病 史

患者换牙后，自觉牙不齐，遂来我院求治，

否认家族史、全身病史及过敏史。

检 查

颜面 正面均面型，右侧丰满；侧貌直面型，上、下唇位及颏位正常，下颌角正常（图28-1）。

牙列 上牙弓卵圆形，下牙弓尖圆形，

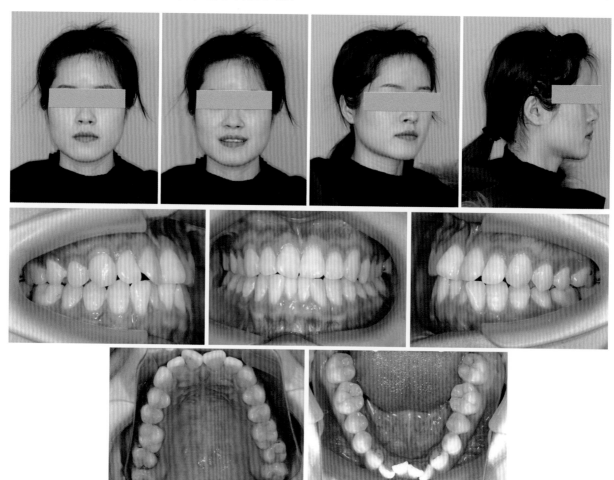

图 28-1 矫治前颜面像及口内像

左右基本对称；上下牙弓不协调。恒牙列，18~28，37~47。前牙覆𬌗及覆盖正常，上下中线居中。双侧尖磨牙近中关系。口腔卫生状况一般，牙龈无炎症，黏膜无异常（图28-1）。

功能检查　患者自诉无口腔不良习惯。下颌运动过程中，牙位与肌位一致，无早接触。张口度正常，张口型正常，张口过程中下颌无偏斜。无关节弹响及咬肌区压痛。

模型分析

1. 拥挤度：上颌 1.5mm，下颌 4.0mm。
2. Bolton 比：前牙 79.7%，全牙 91.9%。
3. Spee 曲线：0mm。

诊　断

1. 软组织：直面型。
2. 骨型：骨性Ⅲ类；低角。
3. 牙型：安氏Ⅲ类；上下牙列轻度拥挤；前牙反覆盖。

治疗计划

不拔牙矫治，上下前牙区邻面去釉，解除拥挤。矫治结束后，上下牙列整齐，尖磨牙中性关系，咬合良好。

矫治时间

22 个月。

弓丝序列

见表 28-1；见图 28-2、图 28-3。

表 28-1　矫治过程弓丝序列

颌位	弓丝顺序	时间
上颌	0.014 英寸 NiTi 圆丝	2 个月
	0.014 英寸 ×0.025 英寸 NiTi 方丝	2 个月
	0.018 英寸 ×0.025 英寸 NiTi 方丝	6 个月
	0.019 英寸 ×0.025 英寸 NiTi 方丝	2 个月
	0.018 英寸 ×0.025 英寸不锈钢方丝	5 个月
	0.018 英寸澳丝	5 个月
下颌	0.014 英寸 NiTi 圆丝	2 个月
	0.014 英寸 ×0.025 英寸 NiTi 方丝	2 个月
	0.012 英寸 NiTi 圆丝	2 个月
	0.014 英寸 NiTi 圆丝	2 个月
	0.014 英寸 ×0.025 英寸 NiTi 方丝	2 个月
	0.017 英寸 ×0.022 英寸 NiTi 方丝	4 个月
	0.018 英寸澳丝	2 个月
	0.014 英寸 ×0.025 英寸 NiTi 方丝	2 个月
	0.018 英寸 ×0.025 英寸 NiTi 方丝	4 个月

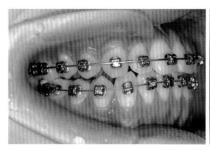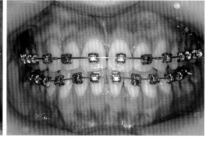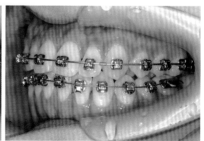

图 28-2　矫治中口内像　排齐整平牙列

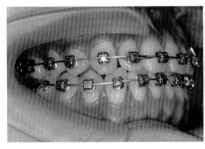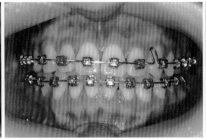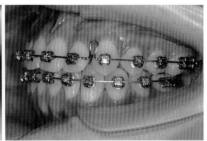

图 28-3　矫治中口内像　单侧泪滴曲关闭散隙

矫治结果

上下牙列排列整齐，前牙覆牙合、覆盖正常，双侧尖磨牙咬合关系良好，上下颌中线与面中线一致。X线片显示，牙根平行度良好（图28-4 至 28-6，表 28-2）。

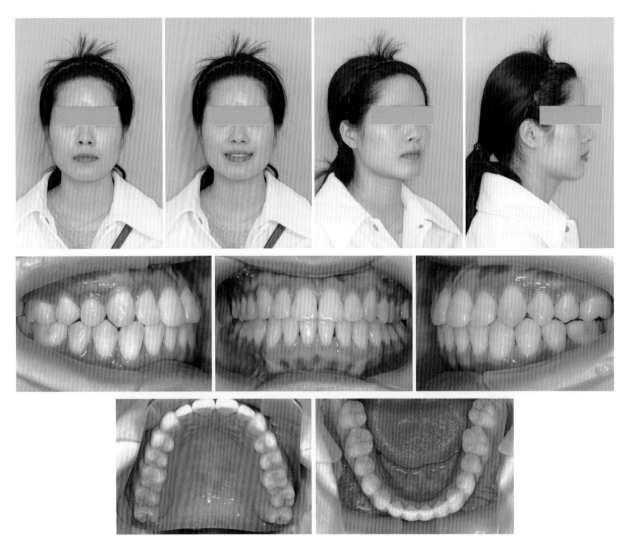

图 28-4　矫治后颜面像及口内像

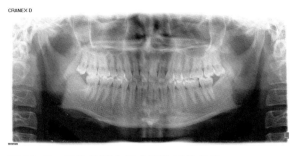

图 28-5   矫治前后全口曲面体层片比较

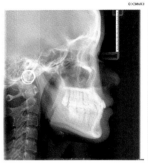 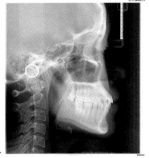

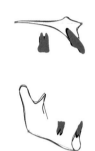

—治疗前
—治疗后

图 28-6   矫治前后头颅定位侧位片及重叠图

表 28-2   矫治前后头影测量分析

测量项目	正常值	治疗前	治疗后
SNA（°）	83.13 ± 3.60	91.8	88.4
SNB（°）	79.65 ± 3.20	88.7	85.6
ANB（°）	3.48 ± 1.69	3.1	2.8
Ptm-A（mm）	44.89 ± 2.76	53.6	56.4
Ptm-S（mm）	17.70 ± 2.24	20.4	18.0
Go-Po（mm）	72.53 ± 4.40	74.0	77.1
Pcd-S（mm）	17.48 ± 2.62	25.6	29.8
SN-MP（°）	32.85 ± 4.21	25.8	27.6
FMA（FH-MP）（°）	28.2 ± 5.45	19.1	26
U1-L1（Interincisal Angle）（°）	126.96 ± 3.54	122.6	124
U1-NA（°）	21.49 ± 5.92	28.0	29.7
U1-NA（mm）	4.05 ± 2.32	2.1	4.6
L1-NB（°）	28.07 ± 5.58	26.4	23.4
L1-NB（mm）	5.69 ± 2.05	5.1	5.5

矫治体会

■ 问题一：邻面去釉的注意事项有哪些？

邻面去釉是临床中解决轻度拥挤，获取间隙的手段之一。一般适用于轻、中度拥挤或者存在 Bolton 值不调的成年患者。要求牙齿近远中径较宽、切缘宽、颈缘窄，且接触区靠近𬌗方；要求患者口腔卫生较好，龋易感及牙釉质发育不全为禁忌证。

牙邻面釉质的厚度为 0.75~1.25mm，一般每个邻面的去釉量为 0.25mm，不超过 0.4mm。在临床操作过程中，要结合邻面釉质的厚度及解剖形态去除，去釉完成后要恢复良好的形态及接触点，并打磨抛光，涂氟防龋。

■ 问题二：泪滴曲关闭间隙有什么优势？

泪滴曲可产生持久而柔和的力量，对下颌磨牙近中移动有控根作用，能够消除滑动摩擦，配合使用后倾曲，可有效防止后牙近中倾斜。

（郭昱成）

病例 29　安氏Ⅲ类骨性Ⅲ类成人代偿矫治

患者，男，19岁。

主　诉

"地包天"求治。

病　史

患者自觉地包天，影响美观，遂来我院求治，否认家族史、全身病史及过敏史。

检　查

颜面　正面均面型，面部基本对称；侧貌凹面型，下颌角正常，颏位正常，笑线正常，无开唇露齿（图29-1）。

牙列　上牙弓方圆形，左右不对称，下牙弓卵圆形，左右基本对称；上下牙弓不协调。恒牙列，17~27，37~47。前牙12~22与33~42反覆𬌗Ⅱ度、反覆盖3mm，上中线左偏2mm，

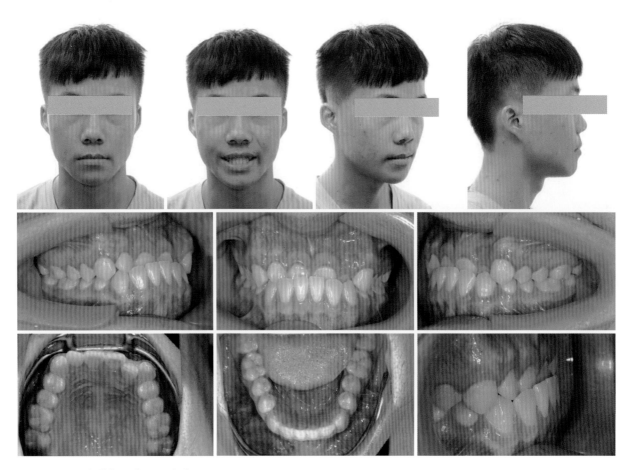

图29-1　矫治前颜面像及口内像

下中线正常。双侧尖磨牙近中关系。口腔卫生状况一般，黏膜无异常（图 29-1）。

功能检查　患者自诉有咬上唇习惯、偏左侧咀嚼习惯，发音清楚。下颌运动过程中，牙位与肌位一致，无早接触。张口度正常，张口型正常，张口过程中下颌无偏斜，无关节弹响及压痛。

模型分析

1. 拥挤度：上颌 3.5mm，下颌 0mm。
2. Bolton 比：前牙 79.8%，全牙 91.5%。
3. Spee 曲线深度：4mm。

诊　断

1. 软组织：凹面型。
2. 骨型：骨性Ⅲ类；均角。
3. 牙型：安氏Ⅲ类；上牙列轻度拥挤；前牙反覆𬌗，反覆盖。

治疗计划

拔除 38、48，直丝弓矫治技术，3M smartclip 托槽，排齐整平上下牙列解除前牙反覆𬌗，告知患者矫治后会出现上前牙唇倾，鼻唇角减小，面下 1/3 变长，患者理解并接受。

矫治时间

20 个月。

弓丝序列

见表 29-1；见图 29-2。

表 29-1　矫治过程弓丝阶段

颌位	弓丝顺序	时间
上颌	0.014 英寸 NiTi 圆丝	2 个月
	0.016 英寸 NiTi 圆丝	2 个月
	0.014 英寸 × 0.025 英寸 NiTi 方丝	3 个月
	0.019 英寸 × 0.025 英寸 NiTi 方丝	6 个月
	0.019 英寸 × 0.025 英寸不锈钢方丝	7 个月
下颌	0.014 英寸 NiTi 圆丝	2 个月
	0.016 英寸 NiTi 圆丝	2 个月
	0.014 英寸 × 0.025 英寸 NiTi 方丝	3 个月
	0.019 英寸 × 0.025 英寸 NiTi 方丝	6 个月
	0.014 英寸 × 0.025 英寸 NiTi 方丝	7 个月

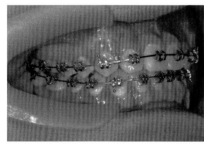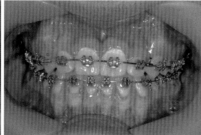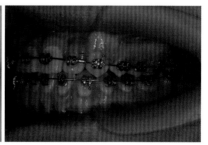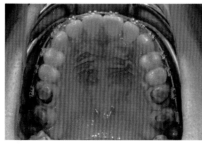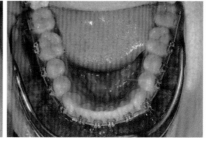

图 29-2　矫治中口内像　上下前牙托槽倒置粘接

矫治结果

上下牙列排列整齐，前牙覆𬌗、覆盖正常，双侧尖磨牙咬合关系良好，上下牙弓中线与面中线一致。X线片显示，牙根平行度良好。侧貌改善，双侧颞下颌关节无弹响及疼痛（图29-3至29-5，表29-2）。

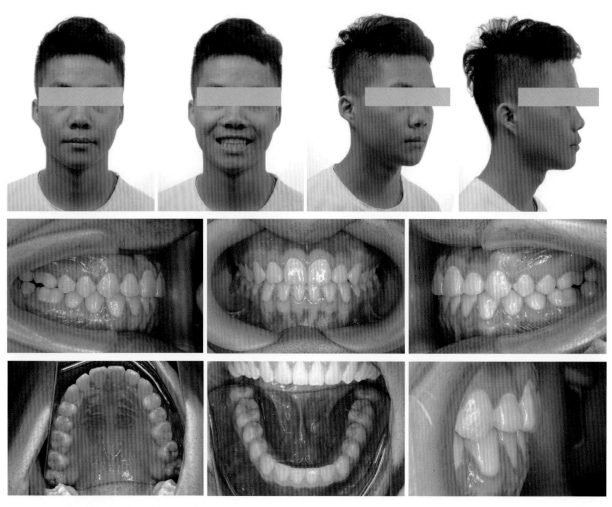

图29-3 矫治后颜面像及口内像

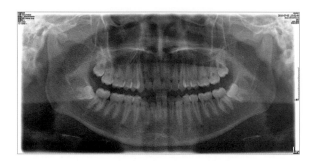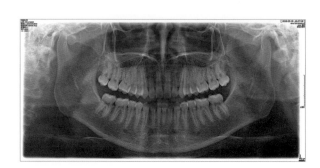

图29-4 矫治前后全口曲面体层片比较

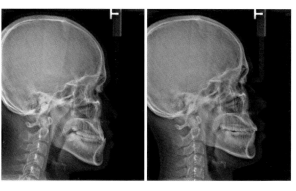

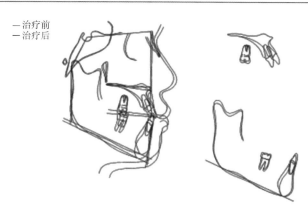
—治疗前
—治疗后

图 29-5　矫治前后头颅定位侧位片及重叠图

表 29-2　矫治前后头影测量分析

测量项目	恒牙初期	治疗前	治疗后
SNA（°）	84.8 ± 3.2	80.8	81.2
SNB（°）	81.0 ± 2.2	84.5	83.1
ANB（°）	3.8 ± 2.1	-3.7	-1.9
NP-FH（°）	86.4 ± 3.8	89.4	89.7
NA-PA（°）	7.4 ± 5.2	-7.5	-3.7
U1-NA（mm）	4.4 ± 2.2	5.3	8.4
U1-NA（°）	23.2 ± 5.9	22.5	32.0
L1-NB（mm）	7.3 ± 1.9	2.7	2.8
L1-NB（°）	30.2 ± 4.3	15.7	16.5
U1-L1（°）	122.9 ± 6.0	145.5	133.4
U1-SN（°）	105.7 ± 6.3	103.3	113.2
L1-MP（°）	97.2 ± 4.5	81.8	82.5
MP-SN（°）	30.7 ± 4.6	29.4	30.9
FH-MP（°）	26.8 ± 5.7	24.3	24.1
Y-aixs（°）	63.5 ± 3.6	66.8	68.4
Po-NB（mm）	0.5 ± 1.7	-0.5	-0.4

矫治体会

■问题一：对于该类反𬌗患者，如何考虑矫治方案？

　　该患者为安氏Ⅲ类、骨性Ⅲ类、均角病例，上颌稍后缩，下颌前突，ANB 为 -3.7°，前牙反𬌗，上前牙直立，下前牙代偿性舌倾，首选方案可建议患者去代偿后正畸 - 正颌联合治疗，若患者不接受手术治疗，则考虑代偿性正畸治疗。因为患者上下颌牙弓形态不匹配，通过唇向移动并唇倾上前牙，协调上下颌牙弓，可以建立正常覆𬌗覆盖关系，配合Ⅲ类牵引调整颌位，改善尖牙和磨牙咬合关系。但应告知患者治疗后会有上前牙唇倾，面下 1/3 变长，下颌稍后下旋转的情况，在患者理解接受的条件下开始治疗。

■问题二：反𬌗患者的治疗计划制定应如何思考？

　　Ⅲ类错𬌗患者方案的制定应该根据病因和形成机制来选择适当的治疗手段，不能以简单的模式进行套用，还应考虑到骨性Ⅲ类患者的关节问题。简单将Ⅲ类错𬌗的发生机制分为 4 类：①上颌发育不良或位置靠远中；②下颌发育过度或位置靠近中；③上前牙过于舌向倾斜；④下前牙过于唇向倾斜。对于轻度骨性或功能性问题，生长发育期的患者，可通过功能矫治器、上颌前牵引矫形治疗等方法改善颌骨的发育问题，而对于成人骨性Ⅲ类患者则只能选择正畸 - 正颌联合治疗或牙代偿治疗。若选择代偿治疗，可使上前牙唇向倾斜或下前牙舌向倾斜来改善前牙反𬌗问题。当使用直丝弓托槽时，可采用倒置粘接托槽的方法，利用预设的转矩来控制上下前牙的轴倾度，避免牙冠的过度唇倾，高效地代偿矫治，解除前牙反𬌗。但需严密观察前牙唇侧牙槽骨板厚度及牙龈情况，避免过度代偿引发骨开窗和骨开裂问题。若同时存在后牙反𬌗，则应考虑上颌牙性或骨性扩弓匹配上下牙弓宽度，建立后牙正常的覆𬌗覆盖关系。牵引橡皮筋的使用也可作为辅助手段，但应避免使用过大的矫治力以引发颞下颌关节病相关症状。

（刘楚峰）

患者，女，14岁。

主 诉

要求矫正牙齿不能咬合。

病 史

患者换牙后，自觉前牙无法咬合，遂前来我院求治，否认家族史、全身病史及过敏史。

检 查

颜面　正面均面型，左右轻度不对称；侧貌凹面型（图 30-1）。

牙列　恒牙列，17~27，37~47；双侧尖磨牙近中关系；下中线右偏约 2mm。口腔卫生状况一般，牙龈及黏膜无明显异常，牙周情况无明显异常（图 30-1）。

功能检查　下颌运动过程中，牙位与肌位

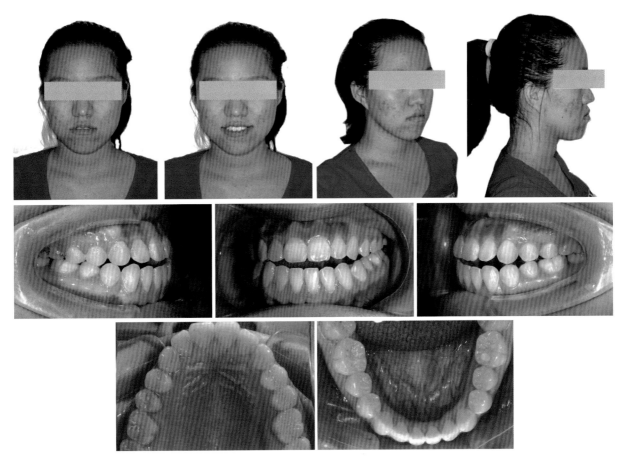

图 30-1　矫治前颜面像及口内像

131

一致，无早接触；张口度正常，张口型正常，张口过程中下颌无偏斜；右侧关节开口末弹响，关节及咬肌区无压痛。

模型分析

1. 拥挤度：上颌 0mm，下颌 0.5mm。
2. Bolton 比：前牙 80.09%，全牙 91.28%。
3. Spee 曲线：1mm。

诊 断

1. 软组织：凹面型；左右轻度不对称。
2. 骨型：骨性Ⅲ类；高角。
3. 牙型：安氏Ⅲ类；下牙列轻度拥挤；前牙Ⅰ度开𬌗；下中线右偏 2mm。
4. 其他：TMD。

治疗计划

不拔牙矫治。直丝弓矫治技术，MBT 矫治器，排齐整平牙列，上下颌 MEAW 弓配合前牙区垂直牵引，矫治开𬌗。协调磨牙关系至中性，纠正中线，调整覆𬌗覆盖关系至正常。

矫治后牙列整齐，咬合良好。

矫治时间

12 个月。

弓丝序列

见表 30-1；见图 30-2 至 30-4。

表 30-1　矫治过程弓丝序列

颌位	弓丝顺序	时间
上颌	0.012 英寸 NiTi 圆丝	2 个月
	0.017 英寸 × 0.022 英寸不锈钢方丝 MEAW 弓	10 个月
下颌	0.012 英寸 NiTi 圆丝	2 个月
	0.017 英寸 × 0.022 英寸不锈钢方丝 MEAW 弓	10 个月

矫治结果

上下牙列排列整齐，中线居中，前牙覆𬌗、覆盖正常，双侧尖磨牙中性关系，咬合关系良好，侧貌改善（图 30-5 至 30-7，表 30-2）。

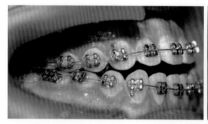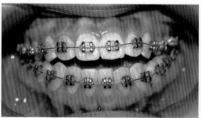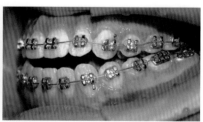

图 30-2　矫治中口内像　镍钛丝排齐上、下牙列

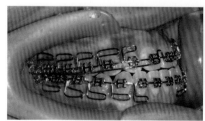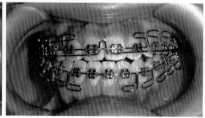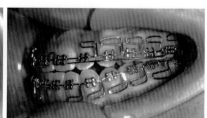

图 30-3　矫治中口内像　MEAW+骑师弓扩大上牙弓，前牙区颌间短Ⅲ类牵引

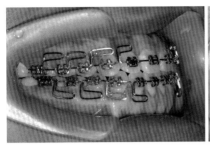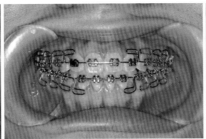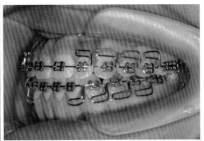

图 30-4　矫治中口内像　*精细咬合调整*

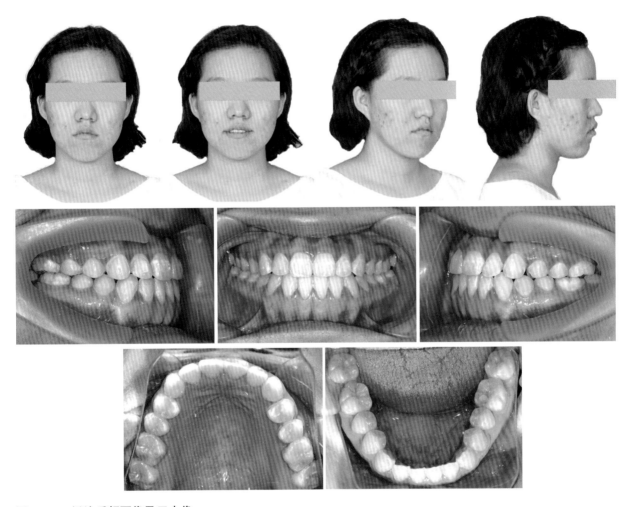

图 30-5　矫治后颜面像及口内像

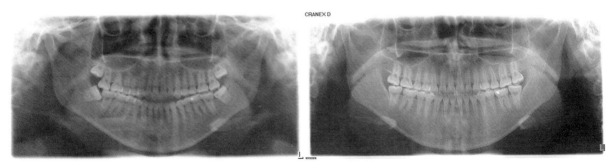

图 30-6　矫治前后全口曲面体层片比较

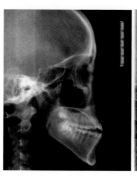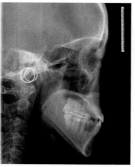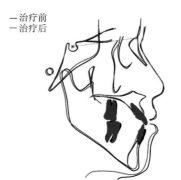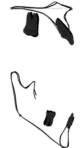

— 治疗前
— 治疗后

图30-7　矫治前后头颅定位侧位片及重叠图

表30-2　矫治前后头影测量分析

测量项目	正常值	治疗前	治疗后
SNA（°）	82.8 ± 4.0	80.0	82.9
SNB（°）	80.1 ± 3.9	80.5	81.9
ANB（°）	2.7 ± 2.0	-0.5	1.0
Ptm-A（mm）	44.89 ± 2.76	46.7	47.2
Ptm-S（mm）	17.70 ± 2.24	14.6	15.1
Go-Po（mm）	72.53 ± 4.40	60.1	61.3
Pcd-S（mm）	17.48 ± 2.62	15.9	15.1
SN-MP（°）	32.85 ± 4.21	40.9	39.8
FMA(FH-MP)（°）	28.2 ± 5.45	37.1	36.9
U1-L1（°）	124.2 ± 8.2	107	124.0
U1-NA（°）	22.8 ± 5.7	41.5	35.3
U1-NA（mm）	5.1 ± 2.4	10.0	9.0
L1-NB（°）	30.3 ± 5.8	38.0	19.5
L1-NB（mm）	6.7 ± 2.1	8	3
ODI	73.0 ± 5.0	57.5	58.7

矫治体会

■ 问题：导致开𬌗的病因可能有哪些？

上下前牙切端间无覆𬌗关系，垂直向呈现间隙者为前牙开𬌗。

其常见的病因包括：①遗传因素；②佝偻病引起的下颌骨异常，包括下颌骨短小、下颌角大，下颌体向后下旋转，形成开𬌗畸形；③口腔不良习惯，长期口腔不良习惯破坏了牙垂直方向的动力平衡，导致牙垂直萌出异常，引发开𬌗畸形；④后段磨牙位置异常，常见于后牙特别是牙弓末端磨牙萌出过度，后牙区牙槽骨垂直发育过度形成开𬌗；⑤外伤，由于意外事故，颌骨骨折、髁突骨折等造成颌骨形态发生异常，也可出现开𬌗。

故开𬌗患者应结合病史、不良习惯、头影测量结果等分析病因及形成机制，尤其注意鉴别骨性开𬌗和牙性开𬌗。如确诊为不良习惯造成的牙性开𬌗或轻度骨性畸形，可采用多曲方丝弓（MEAW）结合前牙区颌间牵引进行矫治，其主要效应为伸长前牙、竖直压低磨牙，矫治后采取传统Hawley保持器结合舌刺进行保持。如明确为骨性开𬌗，单纯依靠固定矫治难以获得理想的矫治效果，需结合外科手术方可达到理想的矫治效果。

（邹　蕊）

第四部分

正畸 - 正颌联合矫治 ◀
严重骨型错殆畸形

病例 31 下颌偏斜正畸－正颌联合矫治

患者，女，16 岁。

主 诉

下颌偏斜，影响美观。

病 史

患者自换牙后，自觉牙不齐，且下颌出现偏斜，遂来我院求治，既往扁桃体肿大，否认家族史、全身病史及过敏史。

检 查

颜面 正面均面型，左侧丰满，颏点左偏；侧貌直面型，颏唇沟浅，下颌角正常（图 31-1）。

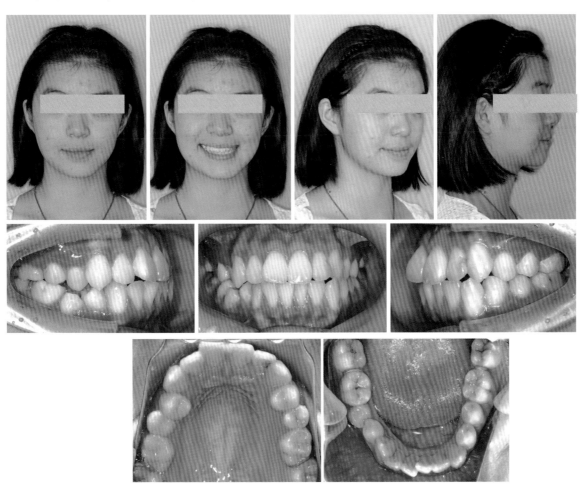

图 31-1 矫治前颜面像及口内像

牙列 上牙弓方圆形，下牙弓卵圆形，左右基本对称；上下牙弓协调。恒牙列，17~27，37~47。前牙覆𬌗、覆盖正常，下中线左偏2mm。右侧尖磨牙近中关系，左侧尖磨牙中性关系。口腔卫生状况一般，牙龈无炎症，黏膜无异常（图31-1）。

功能检查 患者自诉有口呼吸、偏侧咀嚼。下颌运动过程中，牙位与肌位不一致，无早接触。张口度正常，张口型异常，张口过程中下颌偏左。有关节疼痛，无弹响，无咬肌区压痛。

模型分析

1. 拥挤度：上颌3mm，下颌4mm。
2. Bolton比：前牙78.43%，全牙91.83%。
3. Spee曲线：4mm。

诊　断

1. 软组织：直面型。
2. 骨型：骨性Ⅲ类趋势。
3. 牙型：安氏Ⅲ类亚类；上下牙列轻度拥挤；下颌骨偏斜。
4. 其他：TMD。

治疗计划

正畸正颌联合治疗，直丝弓矫治技术，Damon Q矫治器，排齐整平上下牙列，去除代偿，手术方案与正颌外科医生协商后决定。治疗结束后，牙列整齐，咬合良好，面部对称性改善。

矫治时间

17个月。

弓丝序列

见表31-1；见图31-2至31-4。

表31-1 矫治过程弓丝序列

颌位	弓丝顺序	时间
上颌	0.014英寸NiTi圆丝	2个月
	0.018英寸NiTi圆丝	2个月
	0.014英寸×0.025英寸NiTi方丝	2个月
	0.018英寸×0.025英寸不锈钢方丝	9个月
	0.017英寸×0.022英寸MEAW	2个月
下颌	0.014英寸NiTi圆丝	6个月
	0.016英寸NiTi圆丝	2个月
	0.014英寸×0.025英寸NiTi方丝	2个月
	0.018英寸×0.025英寸不锈钢方丝	1个月
	0.016英寸×0.022英寸不锈钢方丝	4个月
	0.017英寸×0.022英寸MEAW	2个月

矫治结果

上下牙列排列整齐，前牙覆𬌗、覆盖正常，双侧尖磨牙咬合关系良好，中线对齐。X线片显示，牙根平行度良好。面部对称性明显改善（图31-5至31-8，表31-2）。

矫治体会

■**问题：本病例为何要选择双颌手术？**

本例为骨性偏𬌗的病例，通过头颅正位X线片，可以发现上下颌骨均存在垂直向偏斜，上下颌后牙有颊舌向倾斜代偿。此类患者采用单颌手术往往难以达到彻底纠正面部偏斜的目标，因此本病例选择了通过双颌手术改善其硬组织不协调以及后期肌功能训练改善软组织的方法。术前正畸要点在于去除牙代偿，尤其是前牙轴倾及后牙转矩的去代偿，并改善上下牙弓的对称性。术后MEAW联合不对称牵引的使用，进一步精调咬合并抵抗复发趋势。

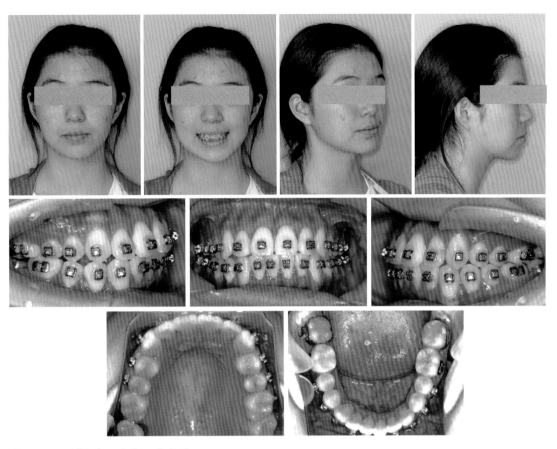

图 31-2　矫治中口内像　手术前

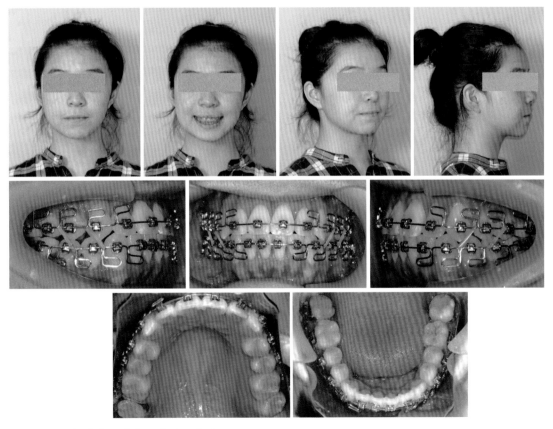

图 31-3　矫治中口内像　术后 1 个月

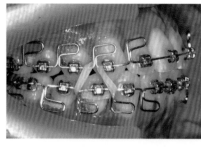
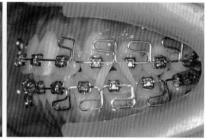
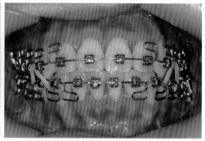

图 31-4　矫治中口内像　咬合精细调整

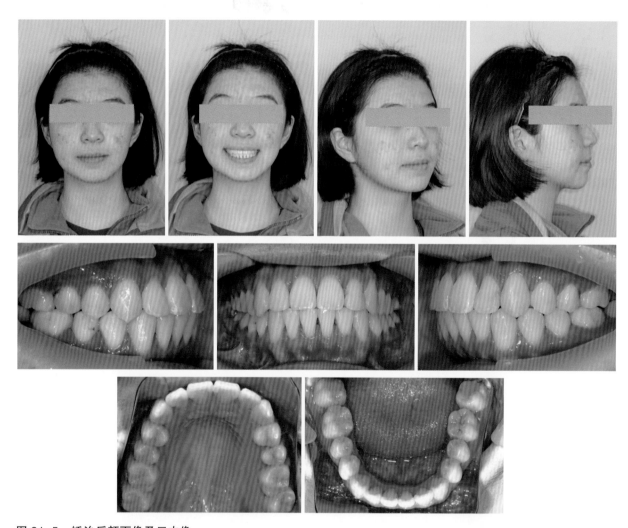

图 31-5　矫治后颜面像及口内像

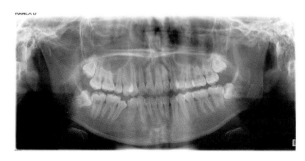
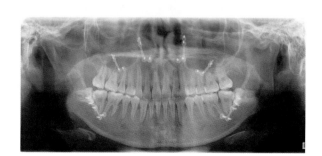

图 31-6　矫治前后全口曲面体层片比较

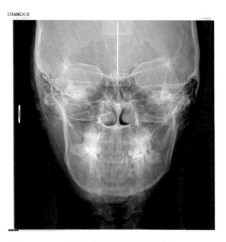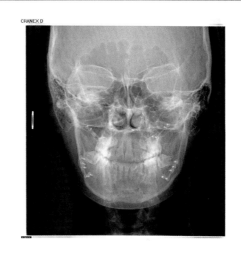

图 31-7　矫治前后正位片比较

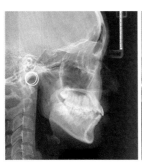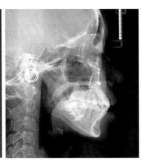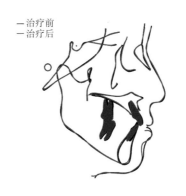

图 31-8　矫治前后头颅定位侧位片及重叠图

表 31-2　矫治前后头影测量分析

测量项目	正常值	治疗前	治疗后
SNA（°）	83.13 ± 3.60	83.7	82.7
SNB（°）	79.65 ± 3.20	82.9	79.4
ANB（°）	3.48 ± 1.69	0.8	3.2
Ptm–A（mm）	44.89 ± 2.76	49.5	49.5
Ptm–S（mm）	17.70 ± 2.24	15.5	15.2
Go–Po（mm）	72.53 ± 4.40	69.7	67.3
Pcd–S（mm）	17.48 ± 2.62	19.5	19.8
SN–MP（°）	32.85 ± 4.21	32.4	32.9
FMA（FH–MP）（°）	28.2 ± 5.45	26.2	26.7
U1–L1（Interincisal Angle）（°）	126.96 ± 3.54	115.8	113.8
U1–NA（°）	21.49 ± 5.92	30.3	28.9
U1–NA（mm）	4.05 ± 2.32	8.0	5.5
L1–NB（°）	28.07 ± 5.58	29.1	34.1
L1–NB（mm）	5.69 ± 2.05	6.1	8.1

对于骨性偏𬌗患者而言，头颅正位片具有不可忽视的诊断作用。它可以明确提示患者偏𬌗形成的机制，帮助分析是单颌偏𬌗还是双颌偏𬌗，是牙性偏𬌗还是骨性偏𬌗，这对于正颌手术术式的选择尤为关键。

（邹　蕊）

病例 32 ｜ 咬合偏斜正畸－正颌联合矫治

患者，男，18岁。

主　诉

"地包天"、下巴歪。

病　史

患者自换牙后，自觉"地包天"、下巴歪，遂来我院求治，否认家族史、全身病史及过敏史。

检　查

颜面　正面均面型，下颌左偏；侧貌凹面型，下颌前突、上唇位于E线后3mm、下唇位于E线上（图32-1）。

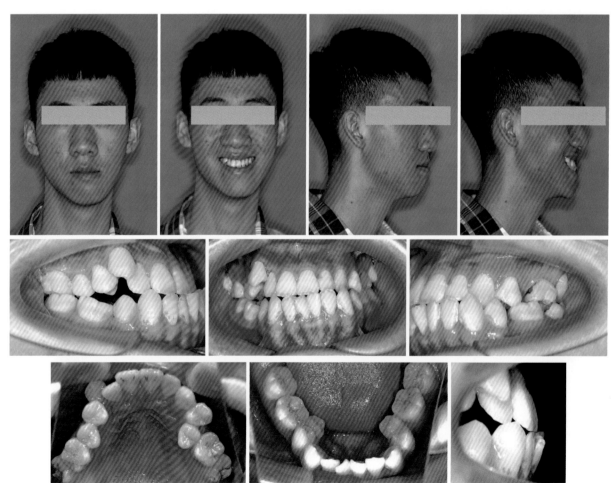

图32-1　矫治前颜面像及口内像

牙列 上牙弓尖圆形，下牙弓方圆形，左右不对称；上下牙弓不协调。恒牙列：17~27，37~47，前牙反𬌗，不可退至切对切，双侧尖磨牙呈近中关系。上颌中线基本对齐，下颌中线左偏4mm，下前牙唇侧根形明显。口腔卫生状况一般，牙龈无炎症，黏膜无异常（图32-1）。

功能检查 下颌运动过程中，牙位与肌位一致，无早接触。张口度正常，张口型偏右。无关节弹响及咬肌区压痛。

模型分析

1. 拥挤度：上颌10mm，下颌15mm。
2. Bolton比：前牙80.20%，全牙90.40%。
3. Spee曲线：1mm。

诊断

1. 软组织：凹面型。
2. 骨型：骨性Ⅲ类。
3. 牙型：安氏Ⅲ类；上下牙列重度拥挤；前牙反𬌗。

治疗计划

术前完善的牙周治疗，拔除14、25、35、45，术前去代偿，直丝弓矫治技术，MASEL托槽，排齐整平上下牙列，内收上前牙，下颌手术（BSSRO）＋颏成形术，矫治后牙列整齐，咬合良好，侧貌改善。

矫治时间

27个月。

弓丝序列

见表32-1；见图32-2至32-4。

表32-1 矫治过程弓丝序列

颌位	弓丝顺序	时间
上颌	0.014英寸NiTi圆丝	2个月
	0.016英寸NiTi圆丝	4个月
	0.016英寸×0.022英寸NiTi方丝	2个月
	0.019英寸×0.025英寸NiTi方丝	2个月
	0.017英寸×0.025英寸不锈钢方丝	17个月
下颌	0.014英寸NiTi圆丝	2个月
	0.018英寸NiTi圆丝	4个月
	0.019英寸×0.025英寸NiTi方丝	2个月
	0.018英寸NiTi圆丝	1个月
	0.017英寸×0.025英寸不锈钢方丝	18个月

矫治结果

上下牙列排列整齐，前牙覆𬌗、覆盖正常，双侧尖磨牙中性关系，咬合关系良好，上下中线对齐。X线片显示，牙根平行度良好。正面型及侧貌改善明显（图32-5至32-7，表32-2）。

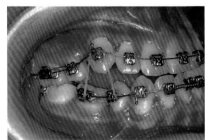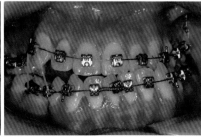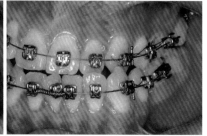

图32-2 矫治中口内像 排齐整平阶段

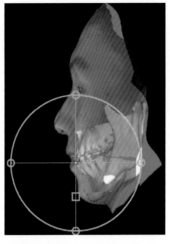
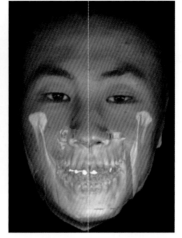

图 32-3　正颌术前数字化模拟

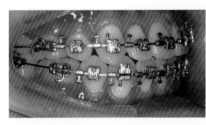
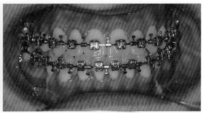
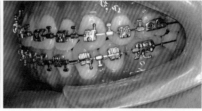

图 32-4　矫治中口内像　正颌手术 2 个月后

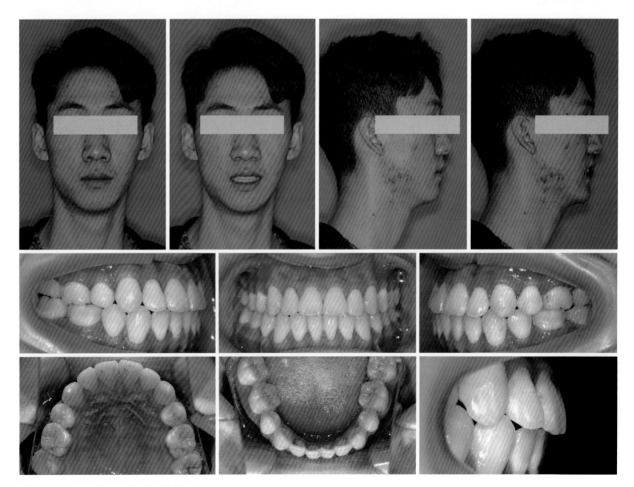

图 32-5　矫治后颜面像及口内像

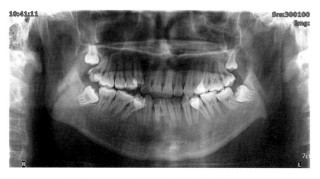
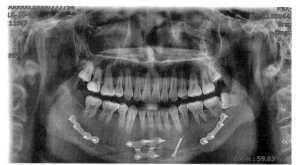

图 32-6　矫治前后全口曲面体层片比较

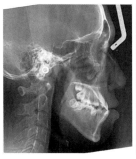
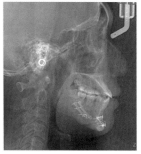
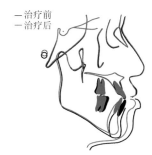
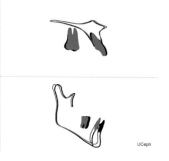

图 32-7　矫治前后头颅定位侧位片及重叠图

表 32-2　矫治前后头影测量分析

测量项目	正常值	治疗前	治疗后
SNA（°）	83.13 ± 3.60	86.5	86.5
SNB（°）	79.65 ± 3.20	87.1	84.3
ANB（°）	3.48 ± 1.69	-0.6	2.2
Ptm-S（mm）	17.70 ± 2.24	20.7	20.4
Ptm-A（mm）	44.89 ± 2.76	44.2	44.8
Pcd-S（mm）	17.48 ± 2.62	16.8	18.1
Go-Pg（mm）	72.53 ± 4.40	71.1	68.1
SN-MP（°）	32.85 ± 4.21	33.3	29.0
FH-MP（°）	28.2 ± 5.45	31.7	27.5
U1-L1（°）	126.96 ± 3.54	117.3	116.8
U1-NA（°）	21.49 ± 5.92	34.3	32.7
U1-NA（mm）	4.05 ± 2.32	6.0	5.6
L1-NB（°）	28.07 ± 5.58	29.0	28.3
L1-NB（mm）	5.69 ± 2.05	6.9	6.0

矫治体会

■问题：对于该患者，选择的拔牙方案有何考虑？

患者牙列重度拥挤，安氏Ⅲ类骨性Ⅲ类，结合头影测量及模型分析结果，可认为患者上颌骨发育在正常范围，因此手术方案为下颌手术（BSSRO）+颏成形术，故选择拔除上颌14、25，不仅可以有效解除拥挤，也保留上前牙唇倾度作代偿。下颌则拔除第二前磨牙有效解除拥挤度，协调磨牙矢状向关系及横向宽度与上颌牙弓协调。

经颅骨重建测量分析出患者下颌骨左右发育不对称，颏成形术有效地纠正了颏部与面中线不一致的问题，但下颌角之不对称未能助益。

（唐　甜）

患者，女，22岁。

主诉

上牙突，下巴短。

病史

患者自觉面型不佳，前来我院求治，否认家族史、全身病史及过敏史。

检查

颜面 正面均面型，露齿过多；侧貌凸面型，下颌发育不足，闭唇不调，闭唇时颏肌紧张，下唇前突外翻（图33-1）。

牙列 上牙弓卵圆形，下牙弓卵圆形，

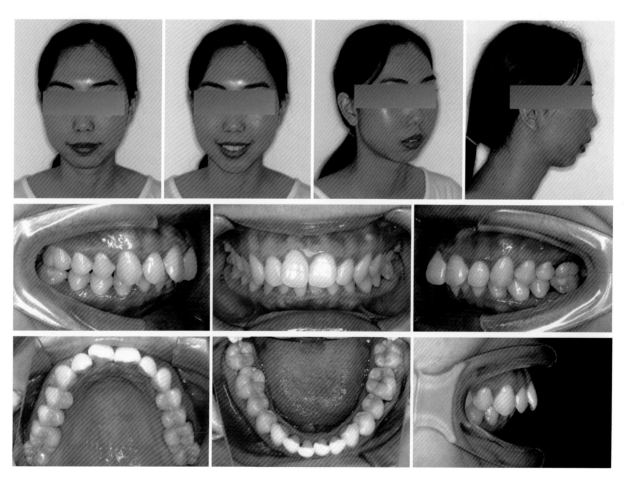

图33-1 矫治前颜面像及口内像

左右基本对称；上下牙弓协调。恒牙列，17~27，37~47。前牙 III 度深覆𬌗、II 度深覆盖，上下中线基本对齐。双侧尖磨牙远中关系。口腔卫生状况一般，牙龈红肿，黏膜无异常（图33-1）。

功能检查 患者否认有口腔不良习惯。张口度正常，张口过程中下颌无偏斜，未扪及弹响。颞下颌关节磁共振检查提示双侧颞下颌不可复性盘前移位，右侧髁突异常骨改变（图33-2）。

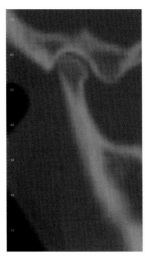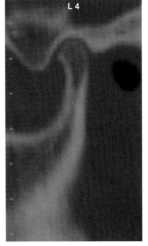

图 33-2 双侧颞下颌关节影像

模型分析

1. 拥挤度：上颌 0.5mm，下颌 1mm。
2. Bolton 比：前牙 77.65%，全牙 91.62%。
3. Spee 曲线：2mm。

诊 断

1. 软组织：凸面型；开唇露齿。
2. 骨型：骨性 II 类；下颌骨发育不足；高角。
3. 牙型：安氏 II 类；III 度深覆𬌗，II 度深覆盖；上下牙列轻度拥挤。
4. 颞下颌关节病：双侧颞下颌关节不可复性盘前移位，双侧髁突形态细且短小。

治疗计划

正畸正颌联合治疗。
1. 牙周科治疗。
2. 口外拔除 14、24、34、44、38、48。
3. 术前正畸排平排齐上下牙列，内收上下前牙，关闭拔牙间隙，匹配上下牙弓。
4. 正颌手术：Le Fort I 型截骨术上抬上颌，BSSRO 前移下颌，逆时针旋转上下颌，颏成形前移颏部。
5. 术后正畸精细调整咬合。
6. 保持。

矫治时间

24 个月。

弓丝序列

见表 33-1。

表 33-1 矫治过程弓丝序列

颌位	弓丝顺序	时间
上颌	0.014 英寸 NiTi 圆丝	2 个月
	0.018 英寸 NiTi 圆丝	1 个月
	0.016 英寸 × 0.022 英寸 NiTi 方丝	1 个月
	0.019 英寸 × 0.025 英寸 NiTi 方丝	2 个月
	0.019 英寸 × 0.025 英寸不锈钢方丝	18 个月
下颌	0.014 英寸 NiTi 圆丝	2 个月
	0.018 英寸 NiTi 圆丝	1 个月
	0.016 英寸 × 0.022 英寸 NiTi 方丝	1 个月
	0.018 英寸 × 0.025 英寸 NiTi 方丝	2 个月
	0.017 英寸 × 0.025 英寸不锈钢方丝	6 个月
	0.018 英寸 × 0.025 英寸不锈钢方丝	12 个月

矫治结果

上下牙列排列整齐，前牙覆𬌗、覆盖正常，双侧尖磨牙咬合关系良好，上下牙弓中线与面中线一致。X线片显示，牙根平行度良好。侧貌改善明显（图33-3至33-5，表33-2）。

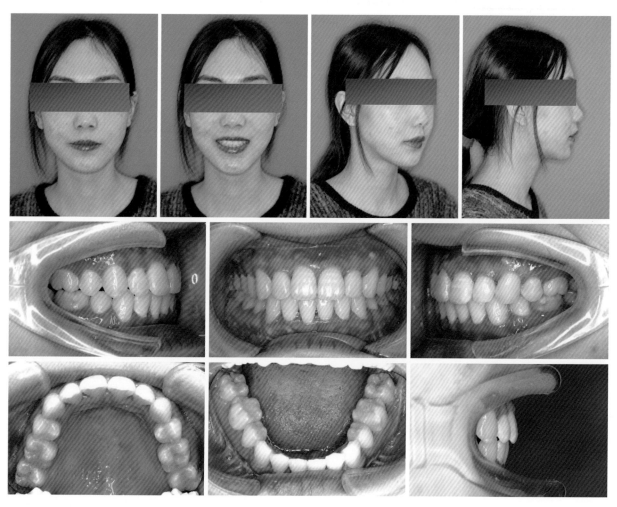

图33-3　治疗后面像及口内像

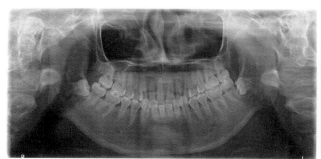

图33-4　矫治前后全口曲面体层片比较

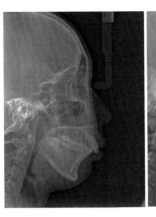
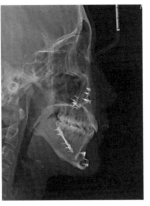
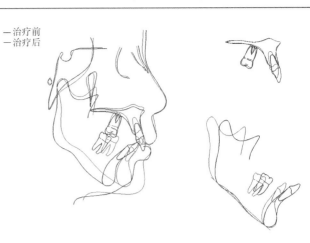

图 33-5　矫治前后头颅定位侧位片及重叠图

表 33-2　矫治前后头影测量分析

测量项目	正常值	治疗前	治疗后
SNA（°）	83.13 ± 3.60	82.0	80.8
SNB（°）	79.65 ± 3.20	70.3	76.9
ANB（°）	3.48 ± 1.69	11.7	3.9
Ptm-S（mm）	17.70 ± 2.24	19.9	18.4
Ptm-A（mm）	44.89 ± 2.76	45.3	42.5
Pcd-S（mm）	17.48 ± 2.62	17.0	17.6
Go-Pg（mm）	72.53 ± 4.40	56.7	62.3
SN-MP（°）	32.85 ± 4.21	54.0	42.4
FH-MP（°）	28.2 ± 5.45	41.6	40.4
U1-L1（°）	126.96 ± 3.54	112.9	127.2
U1-NA（°）	21.49 ± 5.92	12.8	20.7
U1-NA（mm）	4.05 ± 2.32	0.9	5.0
L1-NB（°）	28.07 ± 5.58	42.5	28.2
L1-NB（mm）	5.69 ± 2.05	13.5	6.6

矫治体会

■ 问题一：骨性 Ⅱ 类患者的治疗与颞下颌关节疾病有何关系？

该患者形成 Ⅱ 类骨面型的机制主要是下颌骨发育不足，双侧髁突及下颌升支短小，伴有上颌骨矢状向垂直向发育过度，且上下颌骨同时顺时针旋转。推测其形成原因，作者认为双侧颞下颌关节疾病可能是主要原因。在生长发育早期的颞下颌关节疾病会导致双侧髁突及升支发育不足，表现为髁突体积小、高度短，下颌发育不足。上颌骨发育也会受到影响，上下颌骨同时顺时针旋转。这类患者多表现为上颌骨矢状向发育过度同时伴有露齿过多。如果疾病进展迅速，甚至会出现前牙大覆盖及开𬌗。早期颞下颌关节的积极治疗配合下颌前导可以有效预防 Ⅱ 类骨面型的形成。但这类治疗目前还在探索阶段，存在风险及争议。对于髁突吸收或者髁突发育不良导致的骨性 Ⅱ 类错𬌗的成年患者的治疗同样存在争议。本例患者的治疗是我们针对骨性 Ⅱ 类错𬌗患者的多种治疗方式之一，即在颞下颌稳定的状态下，通过正颌正畸联合治疗改善咬合及 Ⅱ 类骨面型。术前正畸内收直立下前牙去代偿，上前牙控根内收，术前正畸结束时上前牙角度较正常内倾，预留了上颌骨逆时针旋转对上前牙角度的影响。Le Fort Ⅰ 型截骨术逆时针旋转上颌，矢状向位置基本不变。BSSRO 下颌前移的同时也进行了逆时针旋转。颏成形前移改善颏部位置形态。

■ 问题二：骨性 Ⅱ 类患者治疗与气道情况有何关系？

骨性 Ⅱ 类患者常常伴有气道狭窄，尤其是舌后气道的狭窄。因此骨性Ⅱ类患者的诊断中应包含气道的诊断，有条件的应做睡眠监测分析诊断。这例患者情况非常典型，从软腭开始气道明显狭窄。气道狭窄及阻塞与体重呈正相关。随着年龄的增长，气道壁的松弛与增厚，气道阻塞也会日益严重。因此对于年轻的患者，应提前考虑患者体重增加及年龄增大后的变化。所以，下颌发育不足导致的中重度骨性Ⅱ类错𬌗患者的掩饰性治疗需非常慎重。本例患者经过正颌手术前移下颌，气道宽度得到显著改善。

（吴　勇）

患者，女，17 岁。

主　诉

上颌前突，影响美观。

病　史

患者有家族遗传史，否认全身病史及药物

食物过敏史。

检　查

颜面　正面均面型，右侧略丰满，面下 1/3 稍短；侧貌凸面型，上颌前突，下颌后缩，下唇外翻（图 34-1）。

牙列　上牙弓卵圆形，下牙弓尖圆形，左

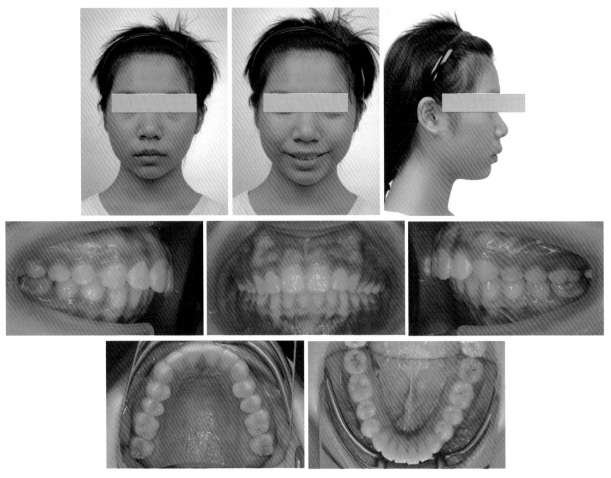

图 34-1　矫治前颜面像及口内像

右基本对称。恒牙列，17~27，37~47。前牙覆𬌗正常，Ⅱ度深覆盖，上中线正常，下中线左偏1.5mm。双侧尖磨牙远中关系。下牙列轻度拥挤，口内无龋齿，无残冠及残根，腭盖形态正常，舌体正常，唇舌系带正常，口腔卫生状况一般，牙龈无炎症，黏膜无异常（图34-1）。

功能检查　患者有偏左侧咀嚼习惯，扁桃体无肥大。张口度正常，张口型正常，张口过程中下颌无偏斜。左侧关节开口初弹响，双侧颞下颌关节区未见明显压痛。

模型分析

1. 拥挤度：上颌1.0mm，下颌1.5mm。
2. Bolton比：前牙78.88%，全牙90.98%。
3. Spee曲线：3mm。

诊　　断

1. 软组织：凸面型。
2. 骨型：骨性Ⅱ类；下颌后缩。
3. 牙型：安氏Ⅱ类；前牙Ⅱ度深覆盖；上下牙列轻度拥挤。

治疗计划

拔牙矫治，拔除34、44，正畸正颌联合治疗，Damon Q托槽，正颌手术前去代偿矫治，排齐整平上下牙列，内收下前牙，间隙关闭后行13~23根尖下截骨术及下颌升支矢状劈

开术，术中拔除14、24。择期拔除18、28、38、48。矫治后期望牙列整齐，咬合良好，侧貌改善。

矫治时间

24个月。

弓丝序列

见表34-1；见图34-2至34-4。

表34-1　矫治过程弓丝序列

颌位	弓丝顺序	时间
上颌	0.014英寸 NiTi 圆丝	1.5个月
	0.014英寸×0.025英寸 NiTi 方丝	1.5个月
	0.019英寸×0.025英寸 NiTi 方丝	6个月
	0.019英寸×0.025英寸不锈钢方丝	12个月
	0.016英寸×0.022英寸 NiTi 方丝	1个月
	0.018英寸×0.025英寸 NiTi 方丝	2个月
下颌	0.014英寸 NiTi 圆丝	1.5个月
	0.014英寸×0.025英寸 NiTi 方丝	2.5个月
	0.019英寸×0.025英寸 NiTi 方丝	9个月
	0.019英寸×0.025英寸不锈钢方丝	11个月

矫治结果

上下牙排列整齐，前牙覆𬌗、覆盖正常，双侧尖牙、磨牙咬合关系良好。X线片显示，牙根平行度良好。侧貌改善明显（图34-5至34-8，表34-2）。

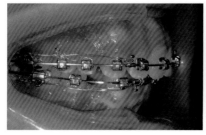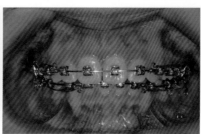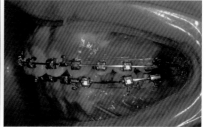

图34-2　矫治中口内像　排齐整平上下牙弓

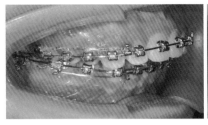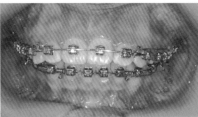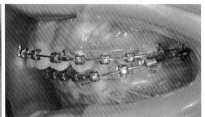

图 34-3 矫治中口内像 *滑动法关闭拔牙间隙*

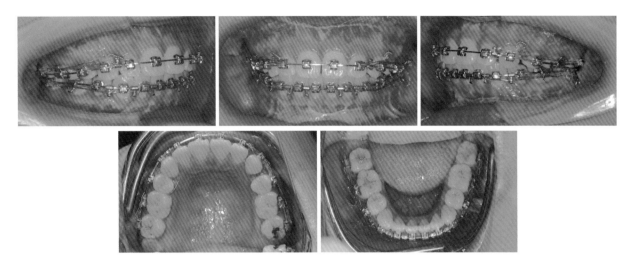

图 34-4 矫治中口内像 *正颌手术后 13~23 segment+ 下颌 BSSRO*

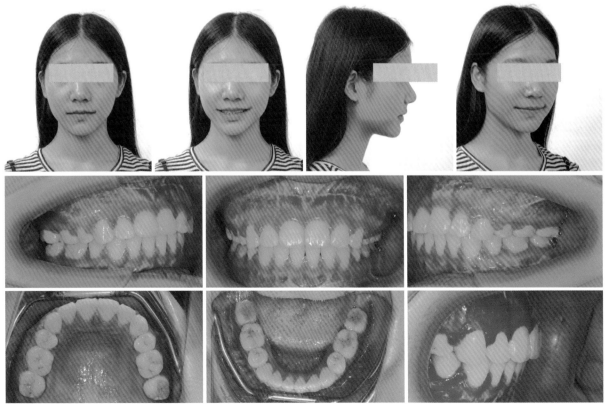

图 34-5 矫治后面像及口内像

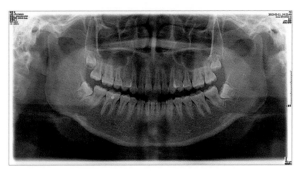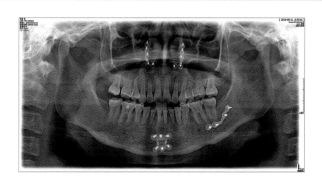

图 34-6　矫治前后全口曲面体层片比较

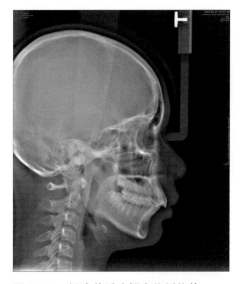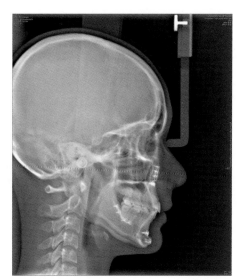

图 34-7　矫治前后头颅定位侧位片

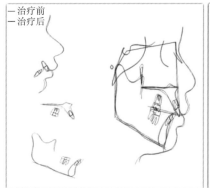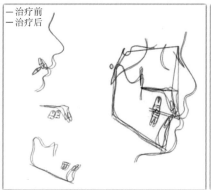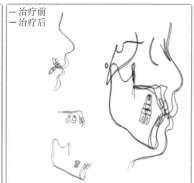

图 34-8　术前矫治前后、手术前后、矫治前后重叠图

表 34-2　矫治前后头影测量分析

测量项目	正常值	治疗前	治疗后
SNA（°）	83.13 ± 3.60	81	77.8
SNB（°）	79.65 ± 3.20	73.5	75.7
ANB（°）	3.48 ± 1.69	7.4	2.1
FH–NP（°）	88.6 ± 3.00	84.4	87.4
NA–AP（°）	4.9 ± 3.00	13.5	-0.3
L1–MP（°）	95.0 ± 7.00	106.0	101.3
SGn–SN（°）	67.0 ± 5.5	71.8	70.2
SN–MP（°）	32.85 ± 4.21	34.8	34.6
FH–MP（°）	28.2 ± 5.45	25.2	24.1
U1–L1（°）	126.96 ± 3.54	123.2	124.2
U1–NA（°）	21.49 ± 5.92	15.0	23.1
U1–NA（mm）	4.05 ± 2.32	5.6	6.4
L1–NB（°）	28.07 ± 5.58	36.3	31.6
L1–NB（mm）	5.69 ± 2.05	8.8	5.4

矫治体会

■问题一：对于该患者，为何要选择拔除 34、44？

患者自觉上颌前突，究其原因既存在上颌前突问题又存在下颌后缩问题。下前牙轻度拥挤，下牙弓 Spee 曲线稍深，拥挤度不大，但下前牙明显唇倾。如下颌行非拔牙矫治，则上颌整体后退效果不明显，上颌前突问题解决不彻底，即使结合下颌颏成形手术，侧貌改善也不甚理想。故选择拔除下颌双侧第一前磨牙，内收下颌前牙去除代偿后矢状劈开前徙下颌骨；上颌术中拔除双侧第一前磨牙，行截断术后退前颌骨。最后结合颏成形，改善下面高高度及颏部外形，患者获得良好的面型及口内咬合关系。

■问题二：对于该患者，拔除智齿的最佳时机？

患者上颌未设计拔牙，仅需要排齐整平上牙列、去除上切牙代偿，智齿的存在基本不影响上牙弓的矫治，故上颌智齿萌出后择期拔除即可。而下颌因为设计拔除双侧第一前磨牙，拔牙间隙除了满足解除下颌前牙轻度拥挤、整平 Spee 曲线以外，还需后牙前移来关闭间隙，此时下颌智齿的存在对于关闭拔牙间隙有利，故选择在下颌拔牙间隙基本关闭时再拔除下颌智齿。

（刘楚峰）

病例 35 安氏Ⅲ类高角正畸－正颌联合矫治（手术优先）

患者，女，22岁。

主诉

下颌前突，影响美观。

病史

患者自觉牙不齐，地包天，遂来我院求治，否认家族史、全身病史及过敏史。

检查

颜面 正面长面型，左侧丰满；侧貌凹面型，下唇位靠前，颏位靠前，下颌角钝（图35-1）。

牙列 上下牙弓卵圆形，左右基本对称；上

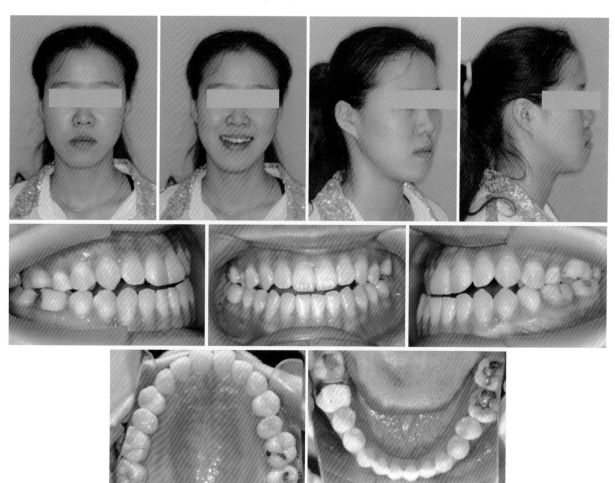

图35-1 矫治前颜面像及口内像

下牙弓不协调。恒牙列，17~27，37~47。前牙反覆𬌗，反覆盖2mm，上中线正，下中线右偏约3mm。双侧尖磨牙近中关系。口腔卫生状况一般，牙龈无炎症，黏膜无异常（图35-1）。

功能检查 患者自诉无口腔不良习惯。下颌运动过程中，牙位与肌位一致，无早接触。张口度正常，张口型正常，张口过程中下颌无偏斜。无关节弹响及咬肌区压痛。

模型分析

1. 拥挤度：上颌1mm，下颌1mm。
2. Bolton比：前牙80.72%，全牙91.41%。
3. Spee曲线：1mm。

诊　断

1. 软组织：凹面型。
2. 骨型：骨性Ⅲ类；高角。
3. 牙型：安氏Ⅲ类；上下牙列轻度拥挤；前牙反覆盖。

治疗计划

正畸 - 正颌联合矫治，直丝弓矫治技术，去除上下颌代偿，排齐整平上下牙列，下颌行矢状劈开后退术，调整咬合关系为中性。矫治后牙列整齐，咬合良好，侧貌改善。

矫治时间

14个月。

弓丝序列

见表35-1；见图35-2。

表 35-1 矫治过程弓丝序列

颌位	弓丝顺序	时间
上颌	0.014 英寸 NiTi 圆丝	2个月
	0.016 英寸 NiTi 圆丝	2个月
	0.014 英寸 × 0.025 英寸 NiTi 方丝	2个月
	0.017 英寸 × 0.025 英寸不锈钢方丝	8个月
下颌	0.014 英寸 NiTi 圆丝	2个月
	0.016 英寸 NiTi 圆丝	2个月
	0.014 英寸 × 0.025 英寸 NiTi 方丝	1个月
	0.019 英寸 × 0.025 英寸 NiTi 方丝	1个月
	0.017 英寸 × 0.022 英寸不锈钢方丝	8个月

矫治结果

上下牙列排列整齐，前牙覆𬌗、覆盖正常，双侧尖磨牙中性关系，咬合关系良好。X线片显示，牙根平行度良好。侧貌改善明显（图35-3至35-5，表35-2）。

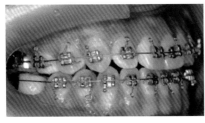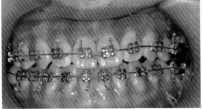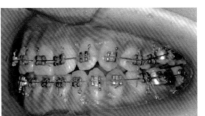

图 35-2 矫治中口内像 正颌手术后

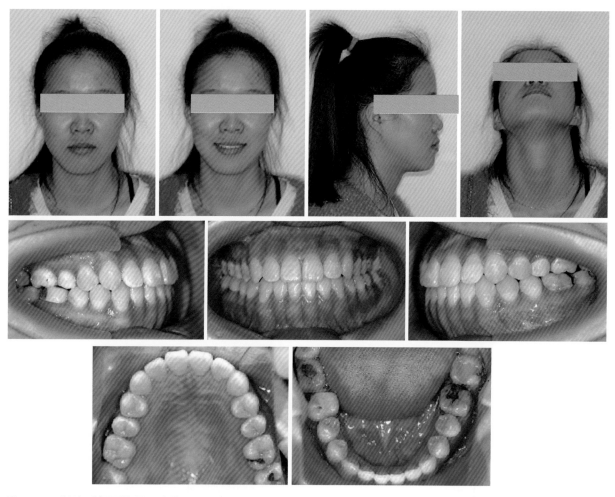

图 35-3　矫治后颜面像及口内像

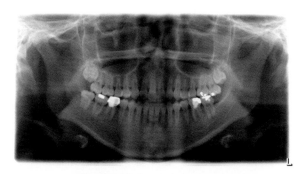

图 35-4　矫治前后全口曲面体层片比较

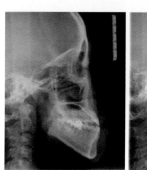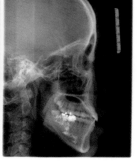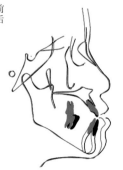

一治疗前
一治疗后

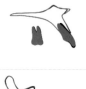

图 35-5　矫治前后头颅定位侧位片及重叠图

表 35-2　矫治前后头影测量分析

测量项目	正常值	治疗前	治疗后
SNA（°）	83.13 ± 3.60	79.2	80.9
SNB（°）	79.65 ± 3.20	82.8	80.3
ANB（°）	3.48 ± 1.69	-3.6	0.6
Ptm-A（mm）	44.89 ± 2.76	43.8	48.3
Ptm-S（mm）	17.70 ± 2.24	19.7	17.4
Go-Po（mm）	72.53 ± 4.40	78.9	76.1
Pcd-S（mm）	17.48 ± 2.62	18.5	19.8
SN-MP（°）	32.85 ± 4.21	42.3	40.7
FMA(FH-MP)（°）	28.2 ± 5.45	33.2	32.0
U1-L1（Interincisal Angle）（°）	126.96 ± 3.54	132.4	121.1
U1-NA（°）	21.49 ± 5.92	33.0	33.2
U1-NA（mm）	4.05 ± 2.32	8.9	7.2
L1-NB（°）	28.07 ± 5.58	18.3	21.7
L1-NB（mm）	5.69 ± 2.05	3.5	5.6

矫治体会

■问题：手术优先治疗的优点及适用指征?

传统术前正畸时间漫长且过程痛苦，治疗期间会对咬合功能及面型美观产生一定程度的影响。手术优先正颌治疗的优点在于无需术前正畸，且术后正畸速度明显加快，大幅度缩短了疗程，短时间内改变面型美观度，治疗时间更为自由。

手术优先主要适用于不需要太复杂术前正畸过程，在获得较理想颌骨关系的同时也依然可以建立较稳定咬合关系的病例。

手术优先的指征：

（1）牙列拥挤度较小；

（2）上、下切牙倾斜度正常或轻度倾斜；

（3）牙弓宽度适宜或基本适宜，横向差异较小；

（4）相对平和的 Spee 曲线；

（5）上下牙弓接触较广泛。

手术优先治疗，通过严格掌握适用指征、合理的方案设计，以及正畸和外科医生密切配合，可获得满意的治疗效果。

（乔　虎）

患者，女，18岁。

主诉

地包天，影响美观。

病史

患者自觉牙不齐，地包天，遂前来我院求治，否认家族史、全身病史及过敏史。

检查

颜面　正面长面型，左侧丰满；侧貌凹面型，下唇位靠前，颏位靠前，下颌角钝（图36-1）。

牙列　上下牙弓卵圆形，左右基本对称；

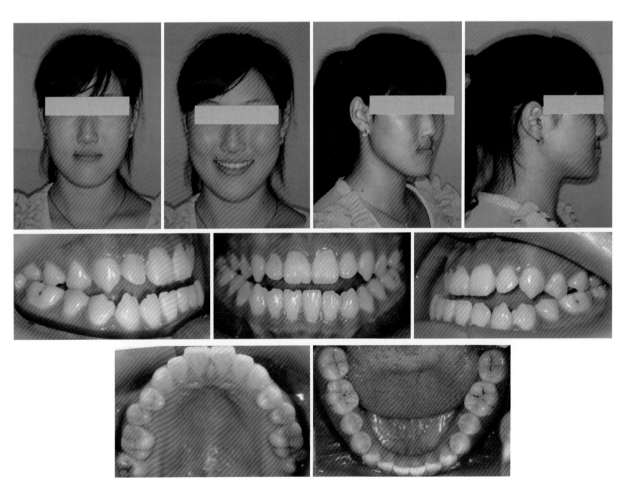

图36-1　矫治前颜面像及口内像

上下牙弓不协调。恒牙列，17~27，37~47。全牙列反覆𬌗，反覆盖 2mm，上中线左偏约 1mm，下中线右偏约 1mm。双侧尖磨牙近中关系。口腔卫生状况一般，牙龈无炎症，黏膜无异常（图 36-1）。

功能检查　患者自诉无口腔不良习惯。下颌运动过程中，牙位与肌位一致，无早接触。张口度正常，张口型正常，张口过程中下颌无偏斜。无关节弹响及咬肌区压痛。

模型分析

1. 拥挤度：上颌 2mm，下颌 3mm。
2. Bolton 比：前牙 81.1%，全牙 91.5%。
3. Spee 曲线：1.5mm。

诊　断

1. 软组织：凹面型。
2. 骨型：骨性Ⅲ类；高角。
3. 牙型：安氏Ⅲ类；上下颌牙列轻度拥挤；前牙反覆盖。

治疗计划

正畸 - 正颌联合矫治，直丝弓矫治技术，去除上下颌代偿，排齐整平上下牙列，下颌行矢状劈开后退及颏成形术，术中拔除 38、48，调整咬合关系为中性。矫治后牙列整齐，咬合良好，侧貌改善。

矫治时间

14 个月。

弓丝序列

见表 36-1；见图 36-2、图 36-3。

表 36-1　矫治过程弓丝序列

颌位	弓丝顺序	时间
上颌	0.014 英寸 NiTi 圆丝	2 个月
	0.018 英寸 NiTi 圆丝	2 个月
	0.016 英寸 × 0.022 英寸 NiTi 方丝	2 个月
	0.018 英寸 × 0.025 英寸不锈钢方丝	8 个月
下颌	0.014 英寸 NiTi 圆丝	2 个月
	0.018 英寸 NiTi 圆丝	2 个月
	0.016 英寸 × 0.022 英寸 NiTi 方丝	2 个月
	0.016 英寸 × 0.022 英寸不锈钢方丝	2 个月
	0.018 英寸 × 0.025 英寸不锈钢方丝	6 个月

矫治结果

上下牙列排列整齐，前牙覆𬌗、覆盖正常，双侧尖磨牙咬合关系良好。X 线片显示，牙根平行度良好。侧貌改善明显（图 36-4 至 36-6，表 36-2）。

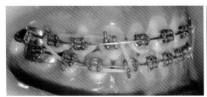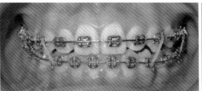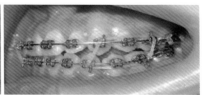

图 36-2　矫治中口内像　平行四边形牵引

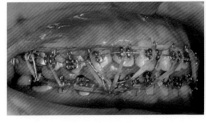
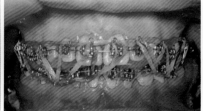
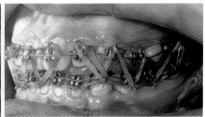

图 36-3 矫治中口内像 术后牵引

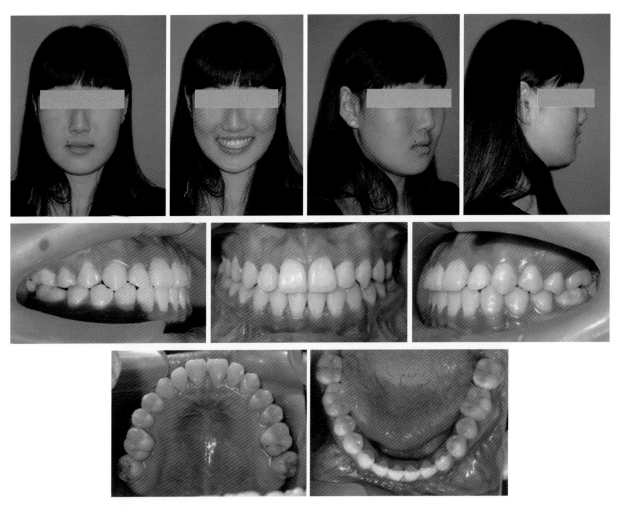

图 36-4 矫治后颜面像及口内像

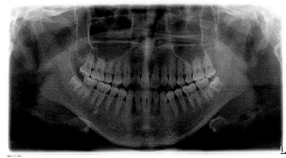
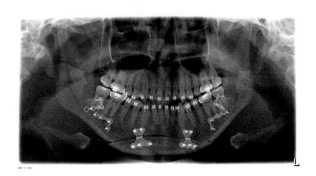
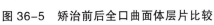

图 36-5 矫治前后全口曲面体层片比较

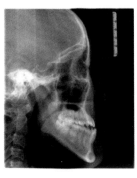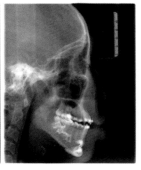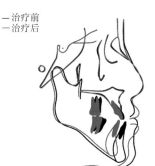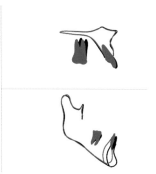

—治疗前
—治疗后

图 36-6　矫治前后头颅定位侧位片及重叠图

表 36-2　矫治前后头影测量分析

测量项目	正常值	治疗前	治疗后
SNA（°）	83.13 ± 3.60	78.8	78.1
SNB（°）	79.65 ± 3.20	81.1	77.3
ANB（°）	3.48 ± 1.69	-2.3	0.8
Ptm-A（mm）	44.89 ± 2.76	45.2	44.5
Ptm-S（mm）	17.70 ± 2.24	15.4	14
Go-Po（mm）	72.53 ± 4.40	80.7	73
Pcd-S（mm）	17.48 ± 2.62	18.5	19.8
SN-MP（°）	32.85 ± 4.21	43.9	40.3
FMA(FH-MP)（°）	28.2 ± 5.45	35.3	34.8
U1-L1（Interincisal Angle）（°）	126.96 ± 3.54	126.7	130
U1-NA（°）	21.49 ± 5.92	32.5	30.7
U1-NA（mm）	4.05 ± 2.32	6.1	5.9
L1-NB（°）	28.07 ± 5.58	23.1	18.5
L1-NB（mm）	5.69 ± 2.05	4.8	3.5

矫治体会

■ **问题：正畸与正颌病例如何进行鉴别？**

需正颌治疗的病例与单纯正畸病例相比，常有近中磨牙关系、下颌过大，颏部前突，中面部矢状发育不足，同时伴有面高失调，前牙开𬌗及开𬌗倾向等。患者的主观意愿、医疗技术水平，医生的治疗理念都是考虑因素，不能通过单个或少量指标进行鉴别。

常用的正颌手术指征有：

（1）ANB<-4°；

（2）L1-MP<82°；

（3）SNP>83°；

（4）IDP-MP（颏角）<69°；

（5）联合变量 CV<201°。

（乔　虎）

患者，女，23 岁。

主　诉

鼻旁凹陷，咬合不佳。

病　史

患者自觉鼻旁凹陷，影响美观，且咬合不

佳，遂来我院求治，否认家族史、全身病史及过敏史。

检　查

颜面　正面均面型，露齿不足，鼻旁丰满度不足；侧貌直面型。（图 37-1）。

牙列　上牙弓卵圆形，下牙弓方圆形；

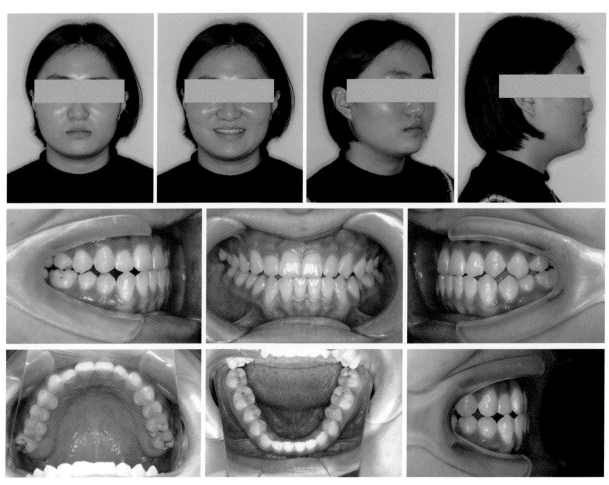

图 37-1　矫治前颜面像及口内像

左右基本对称；上下牙弓不协调。恒牙列，17~27，37~47。前牙对刃𬌗，覆盖 0mm，下中线左偏约 2mm。双侧尖磨牙近中关系。口腔卫生状况一般，牙龈无炎症，黏膜无异常（图37-1）。

功能检查　患者否认有口腔不良习惯。下颌运动过程中，牙位与肌位一致，无早接触。张口度正常，张口型正常，张口过程中下颌无偏斜。无关节弹响及咬肌区压痛。

模型分析

1. 拥挤度：上颌 0mm，下颌 0mm。
2. Bolton 比：前牙 81.04%，全牙 91.61%。
3. Spee 曲线：1mm。

诊　断

1. 软组织：直面型。
2. 骨型：骨性Ⅲ类错𬌗；上颌发育不足；下颌发育过度；低角。
3. 牙型：安氏Ⅲ类。

治疗计划

正畸 – 正颌联合治疗（手术优先）。

1. 种植支抗辅助压低 17 腭尖。
2. 正颌手术：Le Fort Ⅰ型截骨术前移下降上颌骨，BSSRO 后退下颌。术中拔除 28。
3. 术后正畸精细调整咬合。
4. 保持。

矫治时间

8 个月。

弓丝序列

见表 37-1。

表 37-1　矫治过程弓丝序列

颌位	弓丝顺序	时间
上颌	0.014 英寸 NiTi 圆丝	1 个月
	0.018 英寸 NiTi 圆丝	1 个月
	0.016 英寸 × 0.022 英寸 NiTi 方丝	1 个月
	0.018 英寸 × 0.025 英寸 NiTi 方丝	1 个月
	0.017 英寸 × 0.025 英寸不锈钢方丝	4 个月
下颌	0.014 英寸 NiTi 圆丝	1 个月
	0.018 英寸 NiTi 圆丝	1 个月
	0.016 英寸 × 0.022 英寸 NiTi 方丝	1 个月
	0.018 英寸 × 0.025 英寸 NiTi 方丝	1 个月
	0.017 英寸 × 0.025 英寸不锈钢方丝	4 个月

矫治结果

上下牙列排列整齐，前牙覆𬌗、覆盖正常，双侧尖磨牙咬合关系良好，上下颌中线与面中线一致。X 线片显示，牙根平行度良好。侧貌改善明显（图 37-2 至 37-6，表 37-2）。

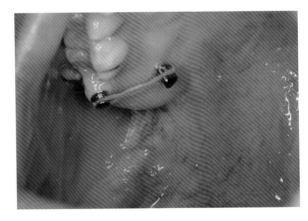

图 37-2　17 腭侧种植钉

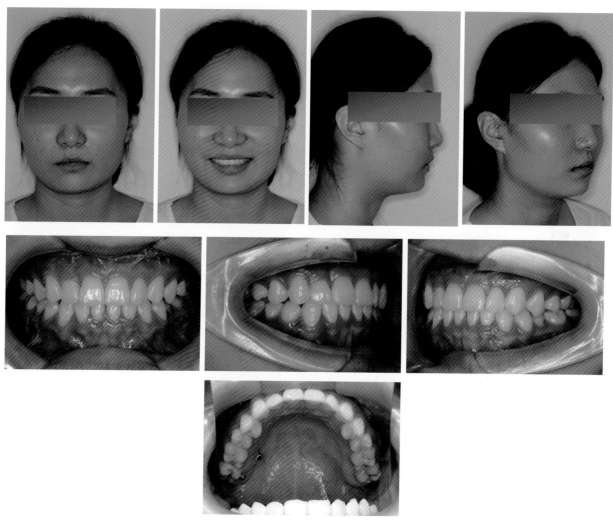

图 37-3　手术后面像及口内像

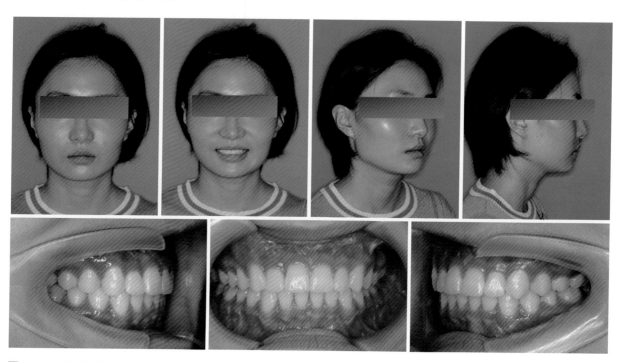

图 37-4　矫治后颜面像及口内像

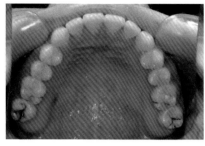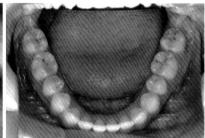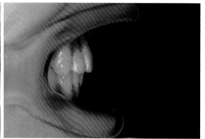

图 37-4（续）

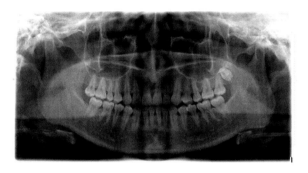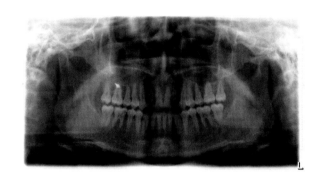

图 37-5　矫治前后全口曲面体层片比较

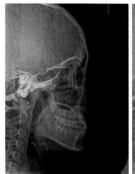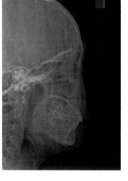

—治疗前
—治疗后

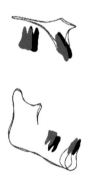

图 37-6　矫治前后头颅定位侧位片及重叠图

表 37-2　矫治前后头影测量分析　　　　　　　　　　　　　　　　　　　　　　　续表

测量项目	正常值	治疗前	治疗后	测量项目	正常值	治疗前	治疗后
SNA（°）	83.13 ± 3.60	85	85.4	U1-L1（°）	126.96 ± 3.54	126.4	122.1
SNB（°）	79.65 ± 3.20	87.7	81.0	U1-NA（°）	21.49 ± 5.92	28.9	23.1
ANB（°）	3.48 ± 1.69	-2.7	4.4	U1-NA（mm）	4.05 ± 2.32	3.3	2.9
Ptm-S（mm）	17.70 ± 2.24	20.2	21.5	L1-NB（°）	28.07 ± 5.58	25.2	28.3
Ptm-A（mm）	44.89 ± 2.76	39.3	40.5	L1-NB（mm）	5.69 ± 2.05	5.7	6.8
Pcd-S（mm）	17.48 ± 2.62	20.1	20.8				
Go-Pg（mm）	72.53 ± 4.40	85.4	73.9				
SN-MP（°）	32.85 ± 4.21	20.5	24.1				
FH-MP（°）	28.2 ± 5.45	17.4	19.8				

矫治体会

■ 问题：如何选择手术优先治疗？

手术优先的正颌 – 正畸联合治疗方式近

年在临床得到越来越广泛的应用。首先，患者的面型可以在治疗初期得到明显改善。先纠正面型后精细调整咬合，使患者在心理上更容易接受正颌手术。其次，疗程可以明显缩短。骨性错𬌗患者因为骨骼位置的异常，使得口周肌肉对牙列的力量平衡不同于骨骼关系正常的患者，出现各种牙代偿。如骨性Ⅲ类下颌发育过度的患者，舌体位置异常，下唇及颊肌对下牙列唇侧力量较大，导致下颌前牙及后牙舌向倾斜。在异常的肌力平衡状态下，去代偿的牙移动是对抗原有肌力进行的，如同逆水行舟事倍功半。先将上下颌骨关系位置调整到正常位置，改善了异常的肌肉环境，牙移动也会变得更加容易和稳定。另外，正颌术后处于骨改建活跃期，也是牙移动加快的一个重要因素。

手术优先的治疗方式对正颌手术和治疗设计提出了更高的要求。要求在治疗前就对患者的术后牙移动有明确的预测，设计手术骨块移动的时候，要考虑正畸结束后牙齿和骨骼位置的协调匹配。适应证的选择也更为严格。应尽量降低手术难度。要求手术前上下牙弓基本匹配，没有明显咬合干扰。如本例患者术前右侧上颌第二磨牙腭尖过度伸长导致咬合干扰，使下颌骨无法放置在正常位置。我们在正颌术前采用了种植钉支抗压低17腭尖，消除了干扰。

（吴　勇）

安氏Ⅲ类伴偏斜正畸－正颌联合矫治

患者，女，16岁。

主诉

地包天，偏斜求治。

病史

否认家族遗传史、全身病史及药物食物过敏史。

检查

颜面 正面长面型，面部左右不对称；颏点右偏，上唇短缩，下唇外翻，轻度开唇露齿，口裂线左低右高，侧貌凹面型，下颌角钝，下颌前突，颏部发育过度（图38-1）。

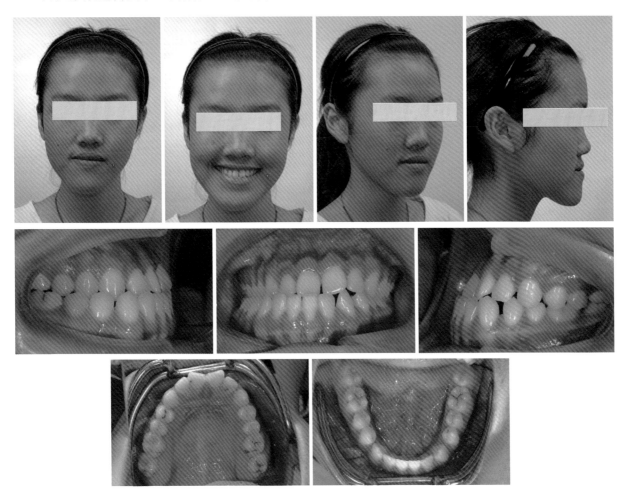

图 38-1 矫治前颜面像及口内像

牙列 上下牙弓卵圆形，左右不对称。恒牙列，17~27，37~47。16~21/46~32 反覆 殆，反覆盖，上中线左偏 1mm，下中线右偏 5mm。双侧尖牙、磨牙近中关系。上牙弓散隙 4mm，下牙弓散隙 2mm，口内 14、16、17、22、26、27、34~37、46、47 龋齿，无残冠及残根，腭盖形态高拱，舌体正常，唇舌系带正常，口腔卫生状况一般，轻度牙龈炎，黏膜无异常（图 38-1）。

功能检查 患者无不良咬合习惯，扁桃体无肥大。下颌运动过程中，无早接触。张口度正常，张口过程中下颌向左偏斜。左侧关节闭口末弹响，双侧颞下颌关节区未见明显压痛。

模型分析

1. 间隙：上颌 −4mm，下颌 −2mm。
2. Bolton 比：前牙 79.6%，全牙 90.5%。
3. Spee 曲线：2mm。

诊　断

1. 软组织：凹面型。
2. 骨型：骨性Ⅲ类；下颌偏斜。
3. 牙型：安氏Ⅲ类；上下牙列散在间隙。

治疗计划

正畸正颌联合治疗，正颌手术前去代偿治疗，Damon Q 托槽，排齐整平上下牙列，间隙关闭后行双侧下颌升支矢状劈开截骨术。择期拔除 38、48。期望矫治后牙列整齐，改善偏殆，获得良好咬合并改善侧貌。

矫治时间

31.5 个月。

弓丝序列

见表 38-1；见图 38-2、图 38-3。

表 38-1　矫治过程弓丝阶段

颌位	弓丝顺序	时间
上颌	0.014 英寸 NiTi 圆丝	1.5 个月
	0.018 英寸 NiTi 圆丝	1 个月
	0.014 英寸 × 0.025 英寸 NiTi 方丝	1 个月
	0.019 英寸 × 0.025 英寸 NiTi 方丝	9 个月
	0.019 英寸 × 0.025 英寸不锈钢方丝	19 个月
下颌	0.014 英寸 NiTi 圆丝	1.5 个月
	0.018 英寸 NiTi 圆丝	1 个月
	0.014 英寸 × 0.025 英寸 NiTi 方丝	1.5 个月
	0.019 英寸 × 0.025 英寸 NiTi 方丝	12.5 个月
	0.019 英寸 × 0.025 英寸不锈钢方丝	15 个月

矫治结果

上下牙列排列整齐，前牙覆殆、覆盖正常，双侧尖牙、磨牙咬合关系良好，上下牙弓中线与面中线一致。X 线片显示，牙根平行度良好。侧貌改善明显（图 38-4 至 38-10，表 38-2）。

表 38-2　矫治前后头影测量分析

测量项目	正常值	治疗前	治疗后
SNA（°）	83.13 ± 3.60	82.2	81.4
SNB（°）	79.65 ± 3.20	88.5	80.7
ANB（°）	3.48 ± 1.69	−6.3	0.7
FH-NP（°）	88.6 ± 3.00	96.1	90.3
NA-AP（°）	4.9 ± 3.00	−13.5	−4.0
L1-MP（°）	95.0 ± 7.00	72.3	87.6
SGn-SN（°）	67.0 ± 5.5	71.8	66.6
SN-MP（°）	32.85 ± 4.21	31.6	32.7
FH-MP（°）	28.2 ± 5.45	24.3	25.7
U1-L1（°）	126.96 ± 3.54	136.5	126.3
U1-NA（°）	21.49 ± 5.92	37.2	32.1
U1-NA（mm）	4.05 ± 2.32	8.3	5.9
L1-NB（°）	28.07 ± 5.58	12.5	20.9
L1-NB（mm）	5.69 ± 2.05	1.5	3.9

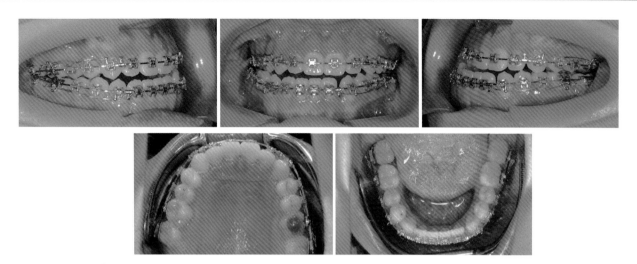

图 38-2　矫治中口内像　滑动法关闭间隙

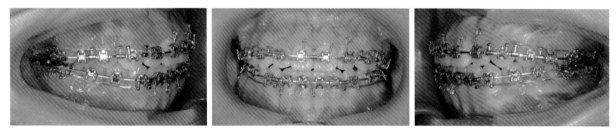

图 38-3　矫治中口内像　下颌 BSSRO

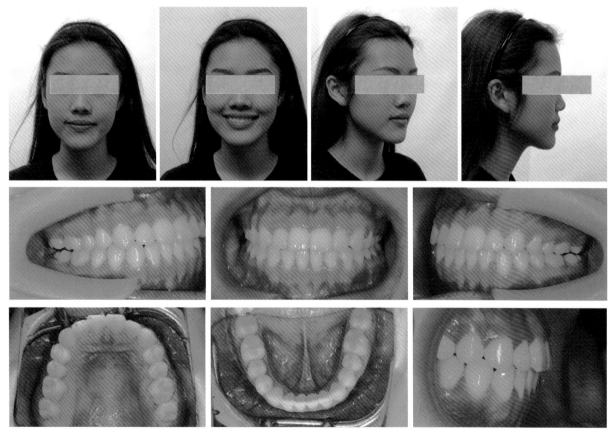

图 38-4　矫治后颜面像及口内像

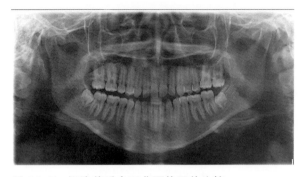
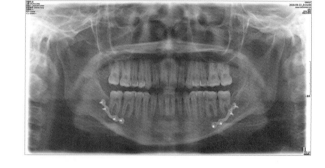

图 38-5　矫治前后全口曲面体层片比较

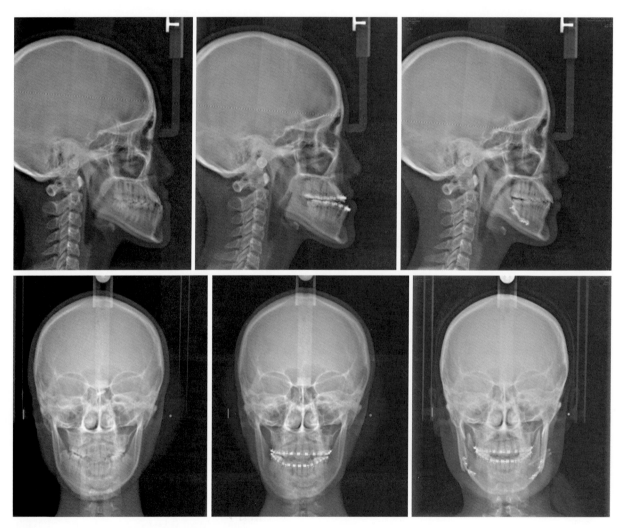

图 38-6　矫治前后头颅定位侧位片及正位片

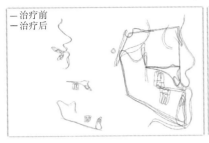

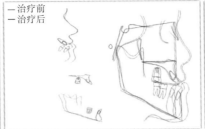

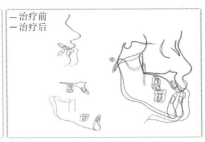

图 38-7　术前矫治前后重叠图　　　　图 38-8　手术前后重叠图　　　　图 38-9　矫治前后重叠图

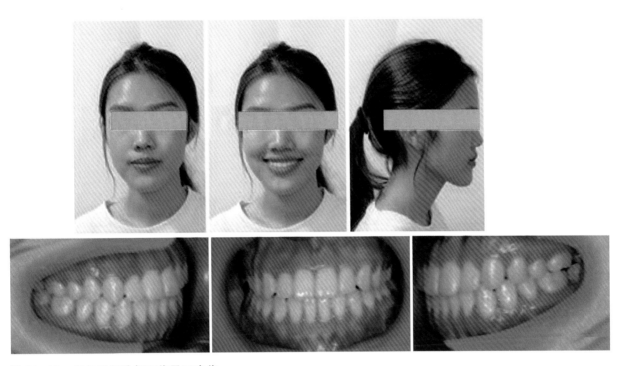

图 38-10　半年后复诊颜面像及口内像

矫治体会

■ **问题**：Ⅲ类错𬌗畸形伴偏𬌗患者的手术方案如何选择？

反𬌗伴偏𬌗患者的病因往往更加复杂，除考虑上下颌骨矢状向位置关系，还应考虑偏𬌗发生的机制。如偏𬌗畸形仅仅由下颌发育不对称造成，则可以在上颌发育正常的情况下行单颌手术，解除反𬌗及偏𬌗问题，改善侧貌及面部的对称性，即如本案例患者所示。但如果偏𬌗发生的机制由上颌垂直向发育不对称造成，

或上颌骨本身矢状向发育明显不足，则单纯的下颌手术很难完全解决侧貌及对称性问题。所以针对这类患者，术前诊断分析需全面，手术方式的制订需要与正颌外科医生充分地沟通，并获得患者及家属的理解与接受。

1. 在治疗开始前，应详细告知患者及家属整个治疗计划及可能的预后和风险，以获得他们在治疗过程中的配合与支持。由于术前正畸对牙齿"去代偿"会加大患者外观上的畸形程度，对口腔功能也有影响，应让患者有心理准备并鼓励患者克服这一"黎明前的黑暗"时期。

2. 正颌手术后的患者，虽然已经初步获得了正常的颌关系和咬合关系，但因为术后新建立的咬合关系难以立即获得殆平衡，且新的颌位也会受到咀嚼肌和韧带原有记忆习惯的影响，需要一定时间的术后正畸来稳定并精细调整上下牙列的咬合关系，对抗软组织的牵引，使得软硬组织在新的位置上得到适应和改建，这也是术后保持疗效和对抗复发的重要因素。

（刘楚峰）

病例 **39** 骨性Ⅲ类颌骨偏斜正畸 – 正颌联合矫治

患者，女，19岁。

主 诉

"地包天"，影响美观。

病 史

患者自换牙后，出现前牙反𬌗，随生长发育逐渐加重，17岁后基本稳定，遂来我院求治。否认家族史、全身病史及过敏史。

检 查

颜面 正面均面型，右侧丰满，颏点左偏；侧貌凹面型，颏位靠前，下颌角正常（图39–1）。

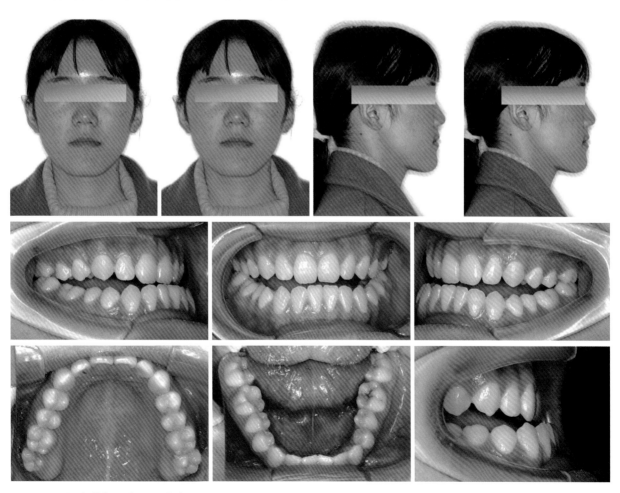

图 39–1 矫治前颜面像及口内像

牙列 上牙弓卵圆形，下牙弓方圆形，左右基本对称；上下牙弓不协调。恒牙列，17~27，37~47。前牙反𬌗，开𬌗，下中线左偏2mm。双侧尖磨牙近中关系。口腔卫生状况一般，牙龈无炎症，黏膜无异常（图39-1）。

功能检查 下颌运动过程中，牙位与肌位一致，无早接触。张口度正常，张口型正常，张口过程中下颌无偏斜。无关节弹响及咬肌区压痛。

模型分析

1. 拥挤度：上颌 0mm，下颌 2mm。
2. Bolton 比：前牙 80.11%，全牙 92.36%。
3. Spee 曲线：2mm。

诊 断

1. 软组织：凹面型；露齿不足。
2. 骨型：骨性Ⅲ类；上颌发育不足，下颌发育过度；面部不对称，颏部左偏。
3. 牙型：安氏Ⅲ类；下颌牙列轻度拥挤；前牙反𬌗，开𬌗。
4. 18 和 28 缺失；38 及 48 阻生齿。

治疗计划

正畸－正颌联合治疗。

1. 拔除 38、48。

2. 直丝弓矫治技术，MBT 托槽。

3. 术前正畸排齐整平上下牙列，匹配上下牙弓，去代偿。

4. 正颌手术：上颌骨 Le Fort Ⅰ型截骨术前移下降上颌，BSSRO 后退旋正下颌骨。

5. 术后正畸精细调整咬合。

6. 保持。

矫治时间

19 个月。

弓丝序列

见表 39-1；见图 39-2。

表 39-1 矫治过程弓丝序列

颌位	弓丝顺序	时间
上颌	0.014 英寸 NiTi 圆丝	2 个月
	0.018 英寸 NiTi 圆丝	4 个月
	0.014 英寸×0.025 英寸 NiTi 方丝	4 个月
	0.018 英寸×0.025 英寸不锈钢方丝	9 个月
下颌	0.014 英寸 NiTi 圆丝	2 个月
	0.018 英寸 NiTi 圆丝	2 个月
	0.014 英寸×0.025 英寸 NiTi 方丝	4 个月
	0.018 英寸×0.025 英寸不锈钢方丝	1 个月
	0.016 英寸×0.022 英寸不锈钢方丝	10 个月

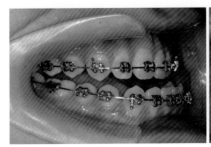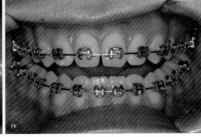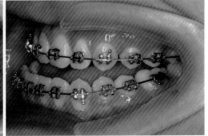

图 39-2 矫治中口内像 手术前

矫治结果

上下牙列排列整齐，前牙覆𬌗、覆盖正常，双侧尖磨牙咬合良好，中线对齐。X线片显示，牙根平行度良好。面部对称性改善，侧貌改善明显（图 39-3 至 39-5，表 39-2）。

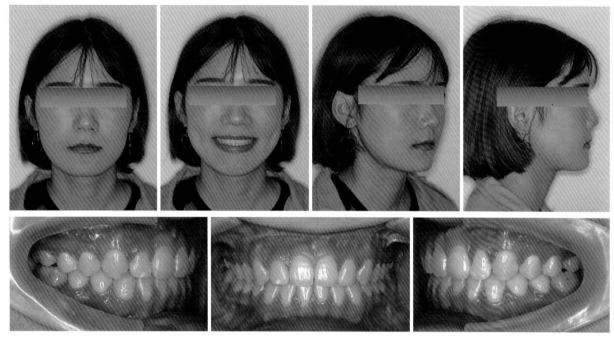

图 39-3　矫治后颜面像及口内像

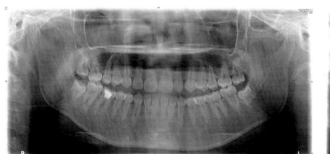 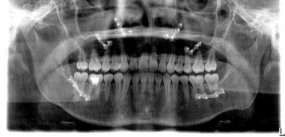

图 39-4　矫治前后全口曲面体层片比较

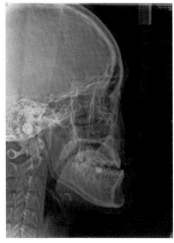 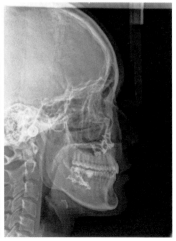

—治疗前
—手术前
—治疗后

图 39-5　去代偿前后头颅定位侧位片及重叠图

表 39-2　矫治前后头影测量分析

测量项目	正常值	治疗前	治疗后
SNA（°）	83.13 ± 3.60	79.2	81.0
SNB（°）	79.65 ± 3.20	82.6	80.1
ANB（°）	3.48 ± 1.69	-3.4	0.9
Ptm-A（mm）	44.89 ± 2.76	45.5	47.8
Ptm-S（mm）	17.70 ± 2.24	15.6	15.7
Go-Po（mm）	72.53 ± 4.40	73.9	70.4
Pcd-S（mm）	17.48 ± 2.62	18.3	18.5
SN-MP（°）	32.85 ± 4.21	32.1	29.1
FMA(FH-MP)（°）	28.2 ± 5.45	30.7	27.4
U1-L1（Interincisal Angle）（°）	126.96 ± 3.54	146.9	128.5
U1-NA（°）	21.49 ± 5.92	18.9	28.6
U1-NA（mm）	4.05 ± 2.32	1.3	4.1
L1-NB（°）	28.07 ± 5.58	17.0	21.9
L1-NB（mm）	5.69 ± 2.05	2.0	2.0

矫治体会

■问题一：骨性Ⅲ类患者的治疗时机如何选择？

一般而言，女性面部骨骼发育在月经出现后 1 年基本完成。但是骨性Ⅲ类患者，尤其是伴有面部不对称的患者，其发育期可以持续到更晚的年龄，在 16 岁左右还可能有明显的生长。该患者从 14 周岁开始就诊，即发现前牙反𬌗，但尚未出现明显开𬌗，面型为直面型。直到 17 周岁面部发育才基本停止，相比 14 周岁时的情况，前牙出现开𬌗、反𬌗，凹面型有明显加重。因此，对于该患者，在生长发育停止之前最稳妥的治疗就是暂不干预，随访观察。

■问题二：骨性Ⅲ类患者的治疗方法的选择？

骨性Ⅲ类患者具有明显的咬合及面部特征，即使是非专业人员也比较容易观察到，因此骨性Ⅲ类患者寻求治疗改变面型的愿望比较强烈。而正颌 - 正畸联合治疗可以明显改善咬合及面型。前牙区的长期健康稳定是正畸治疗必须关注的。骨性Ⅲ类患者下前牙区牙槽骨骨量不足是常见情况，因此掩饰性治疗牙移动很受限制。此外，骨性Ⅲ类患者常伴有上下颌骨横向宽度不调及面部不对称，这两种情况通过掩饰性治疗很难获得较好的矫治效果。因此选择正确的治疗方式对骨性Ⅲ类患者是至关重要的。

■问题三：术前术后正畸的目的主要是什么？

正颌手术需配合正畸治疗。术前正畸主要是排齐排平上下牙列，去除牙代偿，消除𬌗干扰，匹配上下颌弓形，利于手术进行。而术后正畸的目的则是咬合关系的精细调整及稳定颌骨位置。

（吴　勇）

第五部分

多学科联合矫治 ◄
复杂错𬌗畸形

病例 40　先天缺牙、下颌偏斜的正畸、正颌及修复联合矫治

患者，女，18 岁。

主　诉

"下巴歪"，要求治疗。

病　史

下颌 10 岁时有磕伤史。否认口腔既往史，

家族史，全身病史及过敏史。

检　查

颜面　正面均面型，右侧丰满，颏点偏左，微笑位正常，唇齿位正常；侧貌凹面型，上下唇位靠后，下颌角钝（图 40-1）。

牙列　恒牙列，17~13，11，21，23~27，

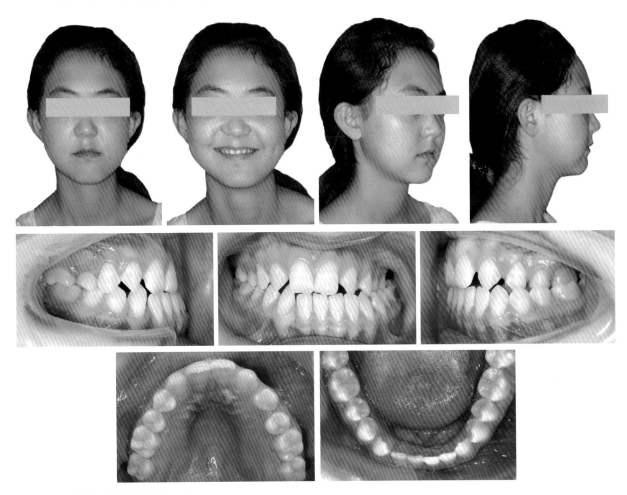

图 40-1　矫治前颜面像及口内像

37~47，其中 12、22 缺失。前牙切殆，左侧后牙反殆，下颌偏斜。左侧尖磨牙远中关系，右侧尖牙远中关系，磨牙中性关系。口腔卫生状况一般，牙龈及黏膜无明显异常，牙周情况无明显异常（图 40-1）。

功能检查 下颌运动过程中，牙位与肌位一致，无早接触。张口度正常，张口型正常，张口过程中下颌无偏斜。无关节弹响及咬肌区压痛。

模型分析

1. 拥挤度：上颌 -6mm，下颌 -2mm。
2. Bolton 比：前牙 106.56%，全牙 103.85%。
3. Spee 曲线：3mm。

诊 断

1. 软组织：凹面型。
2. 骨型：骨性 I 类；高角。
3. 牙型：安氏 II 类亚类；牙列散在间隙；前牙切殆；单侧后牙反殆，偏殆；下颌中线左偏 4mm。

治疗计划

正畸正颌联合矫治，下颌骨行 BSSRO 手术，MBT 托槽，排齐整平上下牙列，13、23 修复改形，替代 12、22，矫治后牙列整齐，咬合良好。

矫治时间

26 个月。

弓丝序列

见表 40-1；见图 40-2 至 40-4。

表 40-1 矫治过程弓丝序列

颌位	弓丝顺序	时间
上颌	0.012 英寸 NiTi 圆丝	2 个月
	0.014 英寸 NiTi 圆丝	3 个月
	0.018 英寸 NiTi 圆丝	1 个月
	0.017 英寸 ×0.022 英寸 NiTi 方丝	1 个月
	0.017 英寸 ×0.025 英寸 不锈钢方丝	5 个月
	0.018 英寸 NiTi 圆丝	4 个月
	0.017 英寸 ×0.025 英寸 不锈钢方丝	10 个月
下颌	0.012 英寸 NiTi 圆丝	2 个月
	0.016 英寸 NiTi 圆丝	3 个月
	0.019 英寸 ×0.025 英寸 NiTi 方丝	1 个月
	0.017 英寸 ×0.025 英寸 不锈钢方丝	13 个月

矫治结果

上下牙列排列整齐，前牙覆殆、覆盖正常，磨牙完全远中关系，咬合关系良好（图 40-2 至 40-7，表 40-2）。

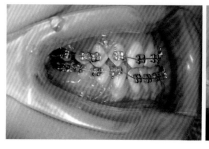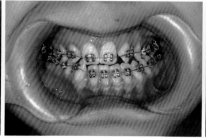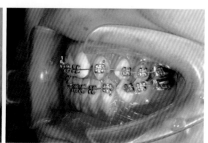

图 40-2 矫治中口内像 术前排齐阶段

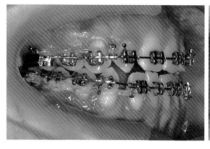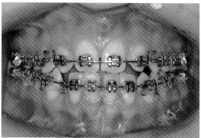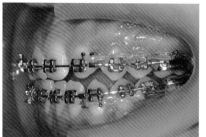

图 40-3　矫治中口内像　术后 1 个月

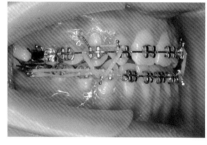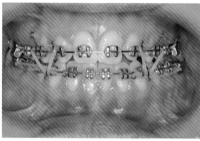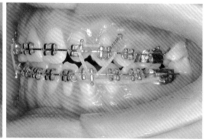

图 40-4　矫治中口内像　咬合调整

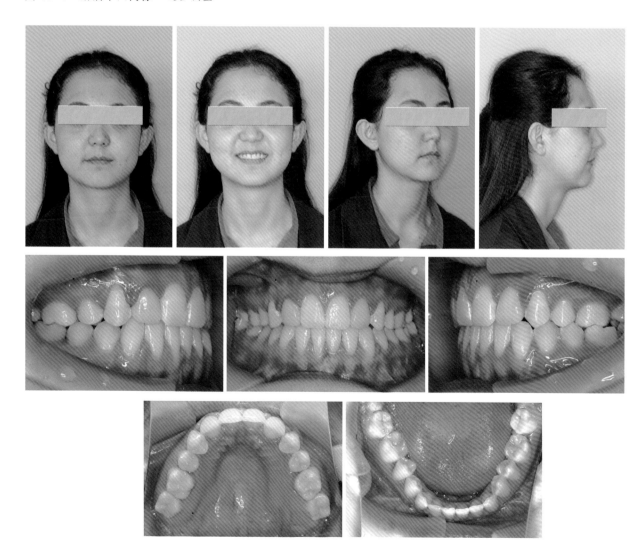

图 40-5　矫治后颜面像及口内像

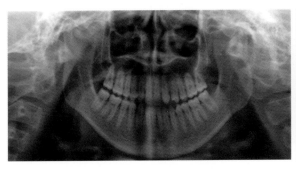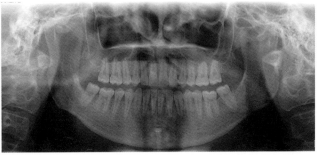

图 40-6 矫治前后全口曲面体层片比较

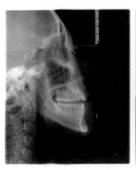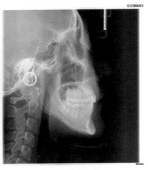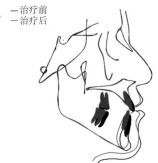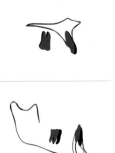

—治疗前
—治疗后

图 40-7 矫治前后头颅定位侧位片及重叠图

表 40-2 矫治前后头影测量分析

测量项目	正常值	治疗前	治疗后
SNA（°）	83.13 ± 3.60	85.7	83.9
SNB（°）	79.65 ± 3.20	82.4	80.3
ANB（°）	3.48 ± 1.69	3.3	3.6
Ptm-S（mm）	17.70 ± 2.24	13.8	14.2
Ptm-A（mm）	44.89 ± 2.76	42.5	42.2
Pcd-S（mm）	17.48 ± 2.62	19.6	20.2
Go-Pg（mm）	72.53 ± 4.40	72.7	72.6
SN-MP（°）	32.85 ± 4.21	41.8	40.7
FH-MP（°）	28.2 ± 5.45	28	27.6
U1-L1（°）	126.96 ± 3.54	144.1	147.2
U1-NA（°）	21.49 ± 5.92	19.2	17.9
U1-NA（mm）	4.05 ± 2.32	1.7	1.2
L1-NB（°）	28.07 ± 5.58	13.5	16.3
L1-NB（mm）	5.69 ± 2.05	2.3	3

矫治体会

■ 问题一：正畸 – 正颌治疗的时机是什么？

口腔正畸 – 正颌治疗的时机一般在生长发育完成后进行，男性 20 岁，女性 18 岁左右。而对于生长发育不足、先天畸形影响正常生长发育以及生长过度严重影响心理健康及社会行为的患者，可以考虑提前进行手术。

■ 问题二：术后正畸的目的及内容有哪些？

术前正畸是消除殆干扰，利于手术的进行，不要求牙列的精细调整，而术后正畸则要求咬合精细调整，要解决牙列中存在的所有问题，达到理想的咬合关系，同时术后正畸还有利于保持，防止术后畸形的复发。

其内容包括：①术后正畸的上下颌间弹性牵引；②术后牙列的排齐；③术后剩余间隙的关闭；④术后牙列的整平；⑤术后前牙前后位置关系的调整；⑥术后牙弓宽度的调整。

■**问题三：前牙修复改形的注意事项有哪些?**

前牙先天缺牙、畸形牙多见于上颌侧切牙，对患者美观有较大影响。如强行通过正畸手段关闭间隙，常由于 Bolton 比不调，导致后牙无法建立尖窝交错的咬合关系而影响功能。故在矫治中预留合适的间隙，采取全冠、贴面等修复手段进行改形，是保证良好美观和咬合的必要手段。

（邹　蕊）

病例 41

上颌侧切牙过小牙修复前隐形矫治

患者，男，29岁。

主 诉

前牙不好看，要求矫治。

病 史

患者自觉牙列不齐，前牙美观欠佳，遂来我院求治，否认家族史、全身病史及过敏史。

检 查

颜面 正面均面型，左右基本对称；侧貌直面型，上下唇松弛，下颌角正常（图41-1）。

牙列 上下牙弓卵圆形，左右基本对称；上下牙弓协调。恒牙列，17~27，37~47，

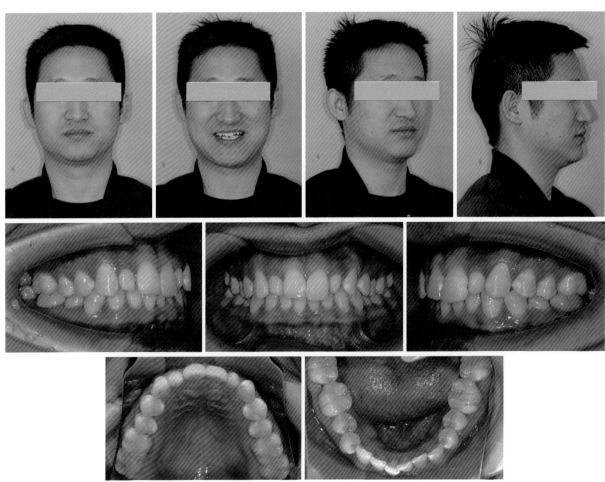

图41-1 矫治前颜面像及口内像

12、22 过小牙。前牙 I 度深覆殆，正常覆盖，上中线左偏约 1mm，下中线左偏 2mm。双侧尖磨牙中性关系。口腔卫生状况一般，轻度慢性牙周炎（图 41-1）。

功能检查　患者否认有口腔不良习惯。下颌运动过程中，牙位与肌位一致，无早接触。张口度正常，张口型正常，张口过程中下颌无偏斜。无关节弹响及咬肌区压痛。

模型分析

1. 拥挤度：上颌 0mm，下颌 0.5mm。
2. Bolton 比：前牙 83.1%，全牙 94.6%。
3. Spee 曲线：2mm。

诊　断

1. 软组织：直面型。
2. 骨型：骨性 I 类；均角。

3. 牙型：安氏 I 类；前牙 I 度深覆殆；12、22 过小牙。

治疗计划

不拔牙矫治，隐形矫治技术，排齐整平上下牙列，打开咬合，维持双侧磨牙咬合关系。12、22 近远中各预留 0.5mm 间隙，后期修复治疗。矫治后牙列整齐，咬合良好。

矫治时间

15 个月。

矫治结果

上下颌牙列排列整齐，前牙覆殆、覆盖正常，双侧尖磨牙咬合关系良好，上下中线与面中线一致。X 线片显示，牙根平行度良好。前牙美观明显改善（图 41-2 至 41-5，表 41-1）。

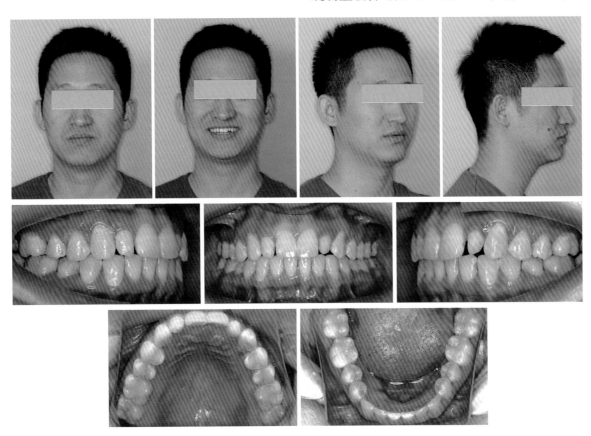

图 41-2　矫治后面像及口内像

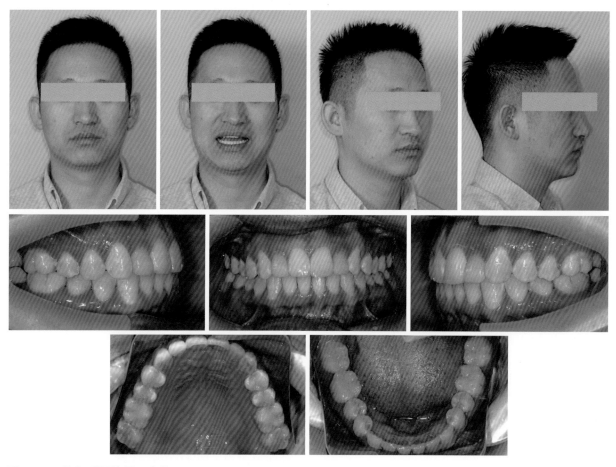

图 41-3　修复后面像及口内像

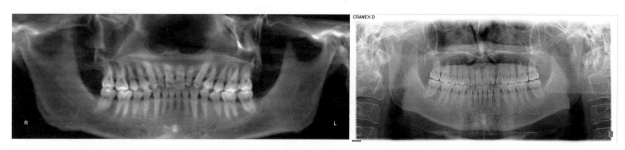

图 41-4　矫治前后全口曲面体层片比较

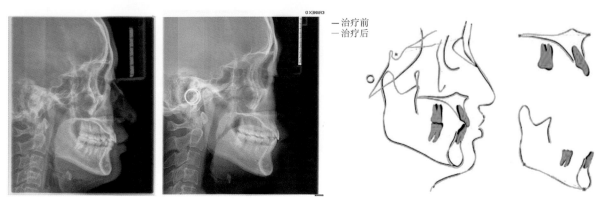

图 41-5　矫治前后头颅定位侧位片及重叠图

表 41-1　矫治前后头影测量分析

测量项目	正常值	治疗前	治疗后
SNA（°）	83.13 ± 3.60	77.8	77.8
SNB（°）	79.65 ± 3.20	75.5	75.7
ANB（°）	3.48 ± 1.69	2.3	2.1
Ptm-A（mm）	44.89 ± 2.76	47.1	45.7
Ptm-S（mm）	17.70 ± 2.24	18.5	18.4
Go-Po（mm）	72.53 ± 4.40	74.7	72.9
Pcd-S（mm）	17.48 ± 2.62	18.5	18.3
SN-MP（°）	32.85 ± 4.21	34.5	34.6
FMA（FH-MP）（°）	28.2 ± 5.45	25.7	24.2
U1-L1（Interincisal Angle）（°）	126.96 ± 3.54	126.1	125.6
U1-NA（°）	21.49 ± 5.92	27.2	24.3
U1-NA（mm）	4.05 ± 2.32	4.0	4.2
L1-NB（°）	28.07 ± 5.58	24.4	28.0
L1-NB (mm)	5.69 ± 2.05	3.6	5.0

矫治体会

■ **问题：对于正畸 - 修复联合治疗的患者，使用隐形矫治有何优势？**

对于修复前正畸治疗的患者，隐形矫治能够提供精确可控的间隙分配，避免了传统固定矫治可能造成的牙齿往复运动。隐形矫治在前牙排齐方面有较大优势。

（邹　蕊）

患者，女，40 岁。

主　诉

种植科转诊。

病　史

长期缺牙于我院种植科就诊，种植科要求竖直邻牙，集中缺牙间隙。否认家族史、全身病史及过敏史。

检　查

颜面　正面均面型，左右基本对称；侧貌凸面型，颏唇沟浅，上、下唇位正常，颏位正常，下颌角正常（图 42-1）。

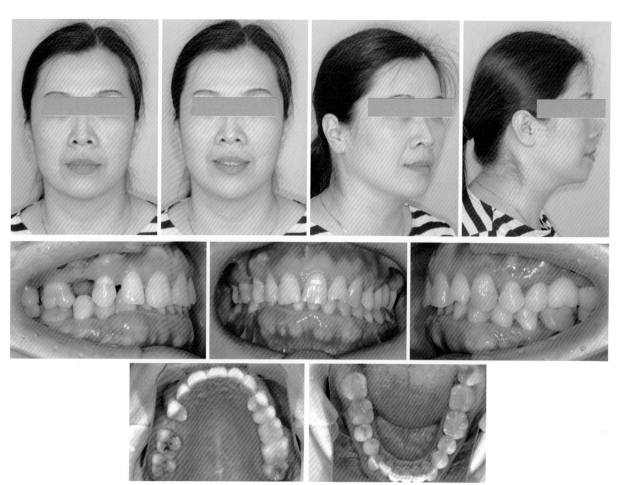

图 42-1　矫治前颜面像及口内像

牙列　上下牙弓卵圆形，左右基本对称；上下牙弓不协调。恒牙列 11、12、14、16、17、21~28，38~47，15 缺失，13 阻生。25、26、27 修复体。前牙Ⅲ度深覆𬌗，覆盖 7mm，上中线右偏约 2.5mm。左侧尖磨牙中性关系，右侧磨牙远中关系。口腔卫生状况一般，牙龈无炎症，黏膜无异常（图 42-1）。

功能检查　患者自诉无口腔不良习惯。下颌运动过程中，牙位与肌位不一致，无早接触。张口度正常，张口型正常，张口过程中下颌无偏斜。大张口时右侧关节弹响，无咬肌区压痛。

模型分析

1. 拥挤度：上颌 -7mm，下颌 1mm。
2. Spee 曲线：2mm。

诊　断

1. 软组织：凸面型。
2. 骨型：骨性Ⅰ类；均角。
3. 牙型：安氏Ⅱ² 类；15 缺失，13 阻生牙；

25、26、27 修复体；右上后牙散在间隙。

治疗计划

种植前矫治，单颌矫治，上颌使用 MBT 固定矫治器，竖直 14、16，集中上颌散在间隙于缺牙处，后期 15 种植修复，13 继续观察，暂不处理。后牙强支抗。矫治后牙列整齐，咬合良好。

矫治时间

17 个月。

弓丝序列

见表 42-1；见图 42-2、图 42-3。

表 42-1　矫治过程弓丝序列

颌位	弓丝顺序	时间
上颌	0.014 英寸 NiTi 圆丝	2 个月
	0.018 英寸 NiTi 圆丝	2 个月
	0.018 英寸澳丝	13 个月

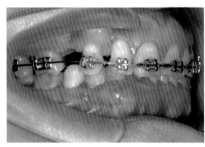 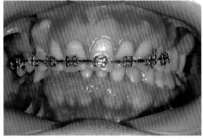 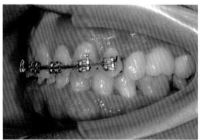

图 42-2　矫治中口内像　集中缺牙间隙

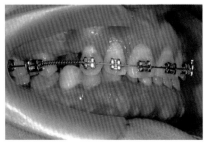 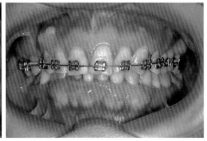 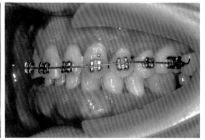

图 42-3　矫治中口内像　推簧维持间隙

矫治结果

（图 42-4 至 42-6，表 42-2）。

缺牙间隙集中，缺隙两侧邻牙竖直明显

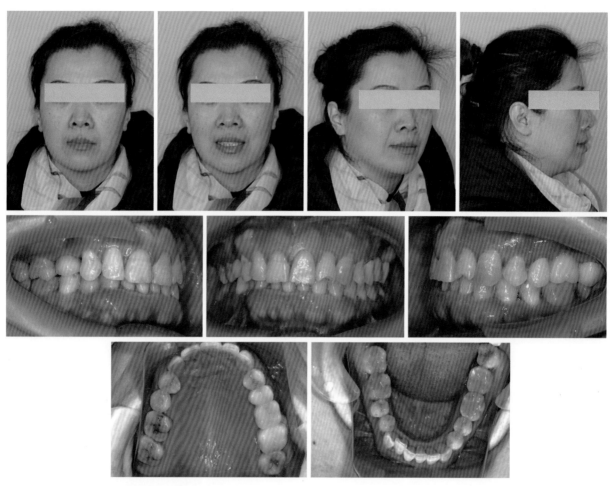

图 42-4　矫治后颜面像及口内像

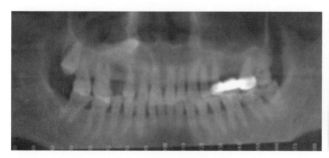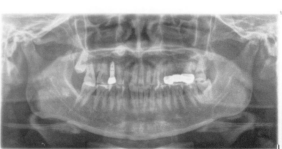

图 42-5　矫治前后全口曲面体层片比较

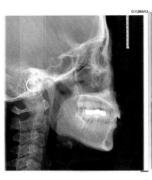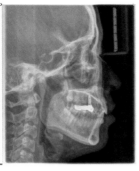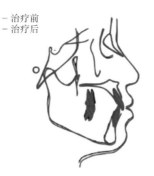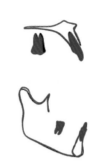

— 治疗前
— 治疗后

图 42-6 矫治前后头颅定位侧位片及重叠图

表 42-2 矫治前后头影测量分析

测量项目	正常值	治疗前	治疗后
SNA（°）	83.13 ± 3.60	82.1	81.7
SNB（°）	79.65 ± 3.20	77.2	77.9
ANB（°）	3.48 ± 1.69	4.9	3.8
Ptm-A（mm）	44.89 ± 2.76	50.1	45.4
Ptm-S（mm）	17.70 ± 2.24	22.1	21.4
Go-Po（mm）	72.53 ± 4.40	77.2	75.4
Pcd-S（mm）	17.48 ± 2.62	17.2	17.5
SN-MP（°）	32.85 ± 4.21	35.0	34.8
FMA（FH-MP）（°）	28.2 ± 5.45	25.9	27.0
U1-L1（Interincisal Angle）（°）	126.96 ± 3.54	136.6	139.8
U1-NA（°）	21.49 ± 5.92	16.1	16.0
U1-NA（mm）	4.05 ± 2.32	2.3	3.3
L1-NB（°）	28.07 ± 5.58	22.4	20.4
L1-NB（mm）	5.69 ± 2.05	6.1	5.1

矫治体会

■问题：单颌矫治的注意事项有哪些？

失牙后未及时修复，造成邻牙移位，常需集中间隙，便于修复。患者为种植前矫正，主诉为关闭 16 远中、14 近中散在间隙，要求单颌矫治，治疗中在关闭间隙时应仔细调整咬合，防止个别牙的移动造成治疗后的𬌗创伤。当牙移动到位时，还应注意牙轴的平行，以保证修复后达到咬合时受力均衡。

（郭昱成）

患者，男，41 岁。

主诉

牙不齐，要求矫治。

病史

患者自诉牙齿不齐，要求矫治。否认家族史；否认全身病史及过敏史。

检查

颜面　正面均面型，左侧略丰满；侧貌凸面型，下颌角锐（图 43-1）。

牙列　上下牙弓卵圆形，左右不对称；上下牙弓协调。恒牙列，17~27，37~47。23~33

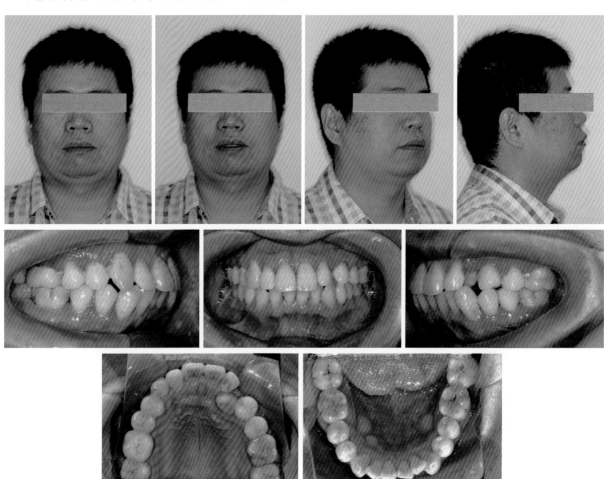

图 43-1　矫治前颜面像及口内像

反𬌗。前牙Ⅱ度深覆𬌗，深覆盖 4mm。双侧尖磨牙中性关系。上下中线与面中线一致。口腔卫生状况较差，牙龈红肿，龈退缩约 1~2mm（图 43-1）。

功能检查　患者否认有口腔不良习惯；下颌运动过程中，牙位与肌位一致，无早接触；张口度正常，张口型正常，张口过程中下颌无偏斜；双侧关节未见异常，关节及咬肌区无压痛。

模型分析

1. 拥挤度：上颌 7mm，下颌 4mm。
2. Bolton 比：前牙 79.3%，全牙 91.9%。
3. Spee 曲线：2mm。

诊　断

1. 软组织：凸面型。
2. 骨型：骨性Ⅱ类；低角。
3. 牙型：安氏Ⅰ类；前牙Ⅱ度深覆𬌗，深覆盖 4mm；23、33 牙反𬌗。
4. 其他：慢性牙周炎。

治疗计划

拔除 22、32，直丝弓矫治技术，Damon Clear 矫治器。排齐整平牙列，纠正 23 反𬌗。22 牙槽骨剩余较少，根管治疗后正畸牵引成骨后拔除，为 23 纳入牙弓提供间隙。治疗过程中定期牙周维护。

矫治时间

28 个月。

弓丝序列

见表 43-1；见图 43-2 至 43-4。

表 43-1　矫治过程弓丝序列

颌位	弓丝顺序	时间
上颌	0.014 英寸 NiTi 圆丝	4 个月
	0.016 英寸 NiTi 圆丝	4 个月
	0.016 英寸澳丝	6 个月
	0.018 英寸澳丝	2 个月
	0.017 英寸 × 0.022 英寸 NiTi 方丝	3 个月
下颌	0.014 英寸 NiTi 圆丝	1 个月
	0.014 英寸 NiTi 圆丝	4 个月
	0.016 英寸 NiTi 圆丝	4 个月
	0.016 英寸澳丝	6 个月
	0.018 英寸澳丝	6 个月

矫治结果

上下牙列排列整齐，前牙覆𬌗、覆盖正常，双侧尖磨牙咬合关系良好。22 区牙槽骨高度较之前明显改善（图 43-5 至 43-7，表 43-2）。

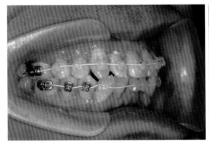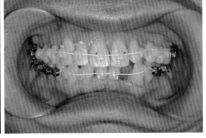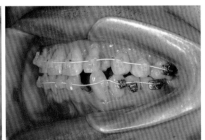

图 43-2　矫治中口内像　排齐整平阶段

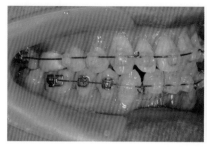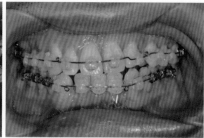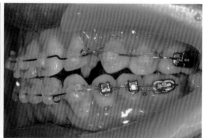

图43-3　矫治中口内像　牵引伸长22

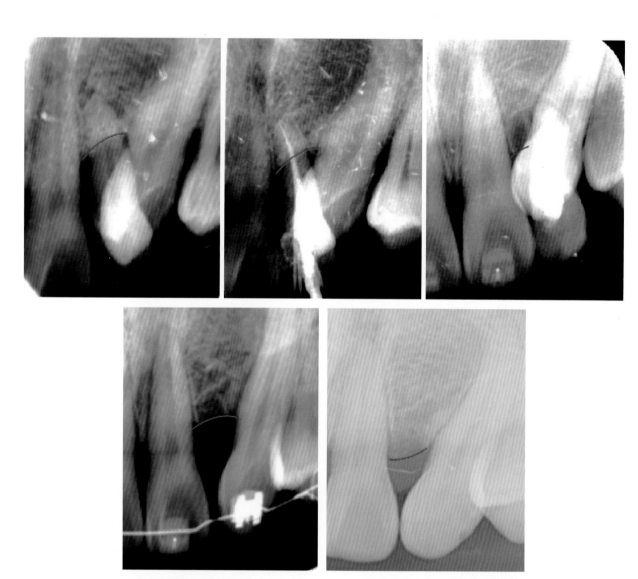

图43-4　正畸牵引过程中牙槽骨高度变化

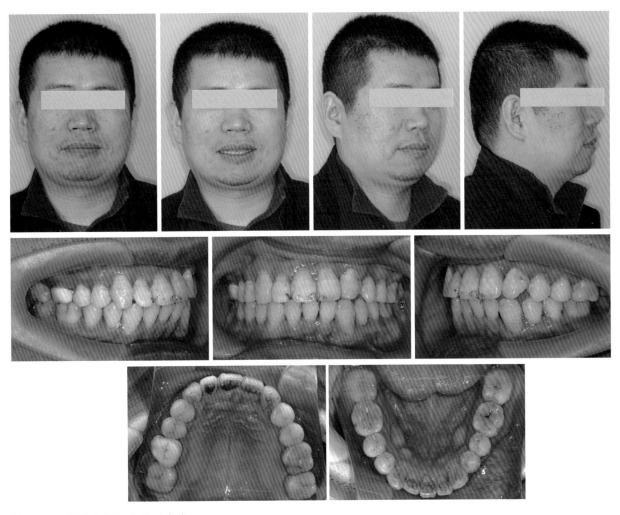

图 43-5　矫治后颜面像及口内像

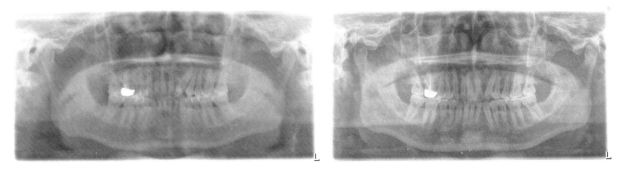

图 43-6　矫治前后全口曲面体层片比较

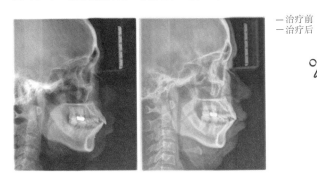
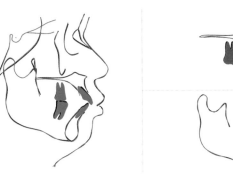

图 43-7　头颅定位侧位片及重叠图

表 43-2　矫治前后头影测量分析

测量项目	正常值	治疗前	治疗后
SNA（°）	82.8 ± 4.0	90.3	88.4
SNB（°）	80.1 ± 3.9	82.4	82.5
ANB（°）	2.7 ± 2.0	7.9	5.9
Ptm-A（mm）	44.89 ± 2.76	52.0	48.2
Ptm-S（mm）	17.70 ± 2.24	18.3	20.1
Go-Po（mm）	72.53 ± 4.40	70.2	69.8
Pcd-S（mm）	17.48 ± 2.62	18.3	17.9
SN-MP（°）	32.85 ± 4.21	24.8	23.7
FMA(FH-MP)（°）	28.2 ± 5.45	20.0	19.0
U1-L1（°）	124.2 ± 8.2	102.1	103.1
U1-NA（°）	21.49 ± 5.92	26.7	26.9
U1-NA（mm）	4.05 ± 2.32	4.6	5.1
L1-NB（°）	28.07 ± 5.58	43.3	44.2
L1-NB（mm）	5.69 ± 2.05	11.2	11.0

矫治体会

■问题：该患者的治疗难点在哪里？

患者系中年男性患者，23 腭侧错位。治疗前 X 线片提示 22 近远中牙槽骨吸收至根尖 1/3。如方案拟行扩展间隙，牵拉 23 入牙弓，则必须考虑患者的牙周状况，22 重度牙周炎，松动脱落风险较大，预后不佳，故考虑拔除 22，由 23 代替 22。22 根尖区骨质丧失，对 22 进行根管治疗后，采用正畸牵引的方式，将其向𬌗方伸长，牙槽骨高度随之增加，能够尽可能改善这一区域牙槽骨高度，对 23 的移动以及治疗后的稳定性都提供了良好的硬组织保证。

本病例在矫治前进行了仔细的测量与分析，对于矫治过程中可能出现的情况都对患者进行了详细的说明，也取得了较为理想的结果。

（邹　蕊）

病例 44 慢性牙周炎拔牙矫治

患者，女，34 岁。

牙不齐，影响美观及咬合。

病　史

19 年前曾于外院行正畸治疗，治疗前拔除上颌 2 个牙齿，8 年前曾于外院行下牙修复治疗，4 年前于外院行颏成形术；否认家族史；否认全身病史及过敏史。

检　查

颜面　正面均面型，右侧较丰满；侧貌微凸面型，上下唇略凸，下颌角钝（图 44-1）。

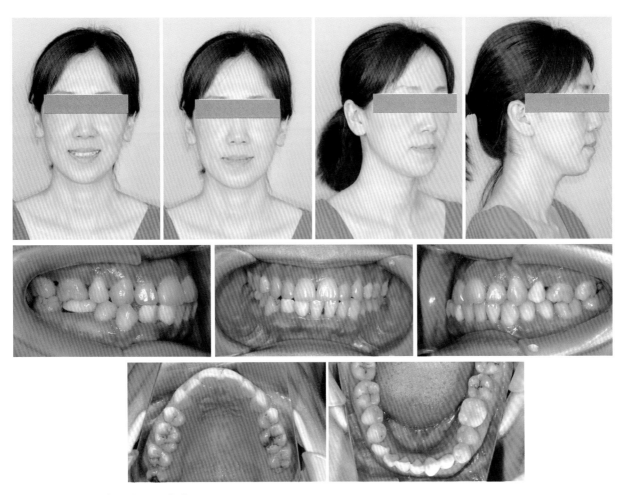

图 44-1　矫治前颜面像及口内像

牙列 上牙弓尖圆形，左右基本对称；下牙弓方圆形，左右不对称；上下牙弓不协调。恒牙列，17、16、14~24、26~28；37~48。42、43 树脂临时联冠修复，46 烤瓷冠修复。12、13 与 43、44 反𬌗，22、23 与 32、33 反𬌗；后牙浅覆𬌗、浅覆盖。右侧尖牙近中关系，磨牙中性关系；左侧尖牙、磨牙远中关系。上颌中线偏右约 0.5mm，下颌中线偏左约 3mm。口腔卫生状况一般，全口牙龈不同程度退缩约 1~3mm，32-43 Ⅰ～Ⅱ度松动（图 44-1）。

功能检查 患者自诉有偏侧咀嚼习惯；下颌运动过程中，牙位与肌位一致，无早接触；张口度正常，张口型正常，张口过程中下颌无偏斜；右侧关节开口末弹响，关节及咬肌区无压痛。

模型分析

1. 拥挤度：上颌 0.5mm，下颌 1.5mm。
2. Bolton 比：前牙 71.9%，全牙 85.7%。
3. Spee 曲线：3 mm。

诊 断

1. 软组织：微凸面型。
2. 骨型：骨性Ⅰ类；高角。
3. 牙型：安氏Ⅱ类亚类；上下牙列轻度拥挤；个别牙反𬌗；上颌中线偏右约 0.5mm，下颌中线偏左约 3mm。

4. 其他：42 牙周牙髓联合病变；43 慢性根尖周炎（根管治疗后）；慢性牙周炎。

治疗计划

1. 牙周系统治疗。

2. 拔除 42，直丝弓矫治技术，Damon Clear 矫治器，内收下前牙，协调双侧咬合关系，多余间隙留待修复。

3. 长唇弓保持器保持，待牙周情况稳定后行 43 根管再治疗及永久修复。

矫治时间

11 个月。

弓丝序列

见表 44-1，图 44-2 至图 44-3。

表 44-1 矫治过程弓丝序列

颌位	弓丝顺序	时间
上颌	0.014 英寸 NiTi 圆丝	2 个月
	0.018 英寸 NiTi 圆丝	1 个月
	0.016 英寸 × 0.022 英寸 NiTi 方丝	2 个月
	0.016 英寸 × 0.022 英寸不锈钢方丝	6 个月
下颌	0.014 英寸 NiTi 圆丝	2 个月
	0.016 英寸 NiTi 圆丝	2 个月
	0.018 英寸 NiTi 圆丝	1 个月
	0.016 英寸不锈钢圆丝	6 个月

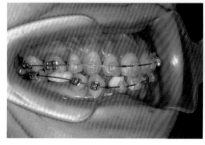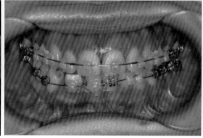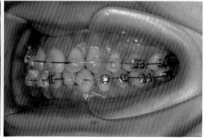

图 44-2 矫治中口内像 矫治第 4 个月

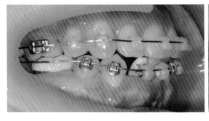
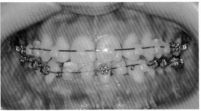
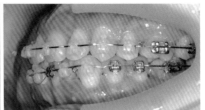

图 44-3　矫治中口内像　矫治第 9 个月

矫治结果

上下牙列排列整齐，前牙覆𬌗、覆盖正常，双侧尖磨牙咬合关系良好。牙槽骨吸收未见加重。半年后随访，患者下前牙区黑三角明显改善，全口牙周探诊深度良好，双侧上后牙区牙槽骨高度增加（图 44-4 至 44-8，表 44-2）。

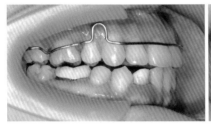
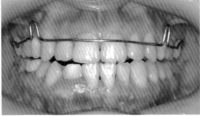
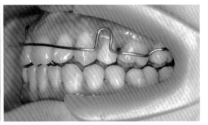

图 44-4　长唇弓保持器保持

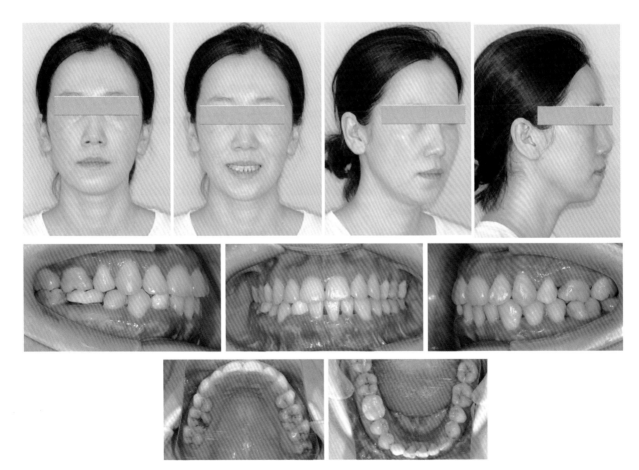

图 44-5　矫治后颜面像及口内像

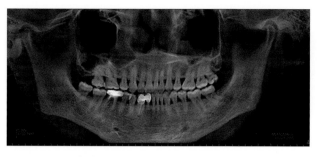
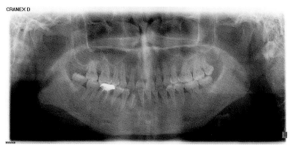

图 44-6 矫治前后全口曲面体层片比较

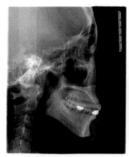
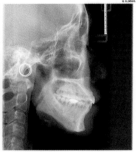
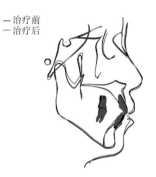
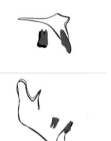

—治疗前
—治疗后

图 44-7 头颅定位侧位片及重叠图

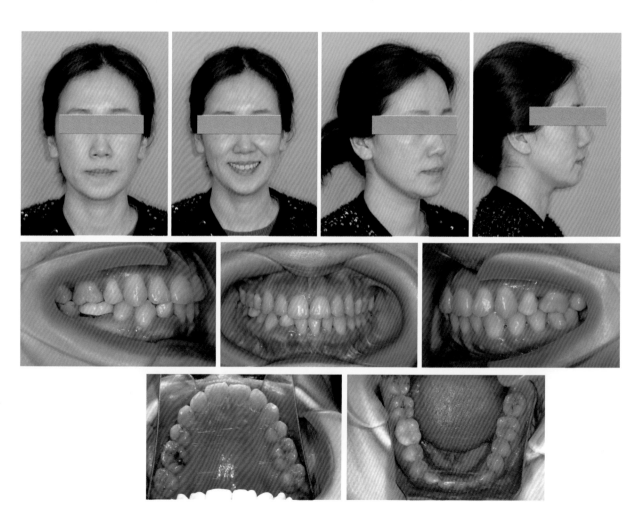

图 44-8 半年后复诊颜面像及口内像

表 44-2　矫治前后头影测量分析

测量项目	正常值	治疗前	治疗后
SNA（°）	83.13±3.60	79.0	79.6
SNB（°）	79.65±3.20	77.4	77.9
ANB（°）	3.48±1.69	1.6	1.7
Ptm-S（mm）	17.70±2.24	16.1	18.5
Ptm-A（mm）	44.89±2.76	45.9	47.1
Pcd-S（mm）	17.48±2.62	16.6	16.0
Go-Pg（mm）	72.53±4.40	72.9	73.2
SN-MP（°）	32.85±4.21	38.9	36.4
FH-MP（°）	28.2±5.45	32.1	30.7
U1-L1（°）	126.96±3.54	104.6	112.7
U1-NA（°）	21.49±5.92	37.8	36.8
U1-NA（mm）	4.05±2.32	9.2	8.9
L1-NB（°）	28.07±5.58	36.0	29.8
L1-NB（mm）	5.69±2.05	10.5	9.9

矫治体会

■问题一：成年人矫治的难度主要表现在哪些方面？

成年人口腔健康状况呈复杂性、多样性变化趋势，常伴有牙周病、失牙、颞下颌关节疾病等多种口腔问题，其骨改建能力也远不及青少年，牙齿移动较慢，移动范围也不宜过大，牙周病患者在矫治过程中易出现骨丧失，咬合改变较大时可能加速牙周炎症的进展，也可引起关节的病理性改建，这些都是其难点所在。

■问题二：在矫治过程中，应该注意哪些细节？

正畸医生在开始治疗前应仔细检查，认真评估患者的口腔健康状况，根据患者的具体情况制定合理的方案，常需联合各科医生，严密监控患者的牙周、关节状况，定期复查。由于成人的适应性骨改建能力下降，为避免快速移动以及过大的矫治力作用导致的骨丧失加剧，建议使用间断力、轻力矫治，以利于细胞的反应，并促进骨组织的改建，矫治过程中要注重牙齿转矩的控制，使咬合力沿牙槽骨的方向传递，以免出现病理性殆力，造成进一步的牙周骨丢失。

（邹　蕊）

病例 45 侵袭性牙周炎拔牙矫治

患者，女，19岁。

主诉

牙不齐，影响美观。

病史

患者自觉牙不齐，遂来我院求治，自述牙周炎病史，接受牙周治疗中，否认家族史、全身病史及过敏史。

检查

颜面 正面均面型，左侧稍丰满；侧貌凸面型，颏肌紧张，上下唇位靠前，颏位靠后，下颌角钝（图45-1）。

牙列 上下牙弓卵圆形，左右基本对称；上下牙弓协调。恒牙列，17~27，37~47。前牙Ⅱ度深覆𬌗，覆盖5mm，上中线右偏2mm，下中线缺失。双侧尖磨牙中性关系。口腔卫生状况尚可，牙龈无炎症，黏膜无异常（图45-1）。

功能检查 患者自述无不良习惯。下颌运

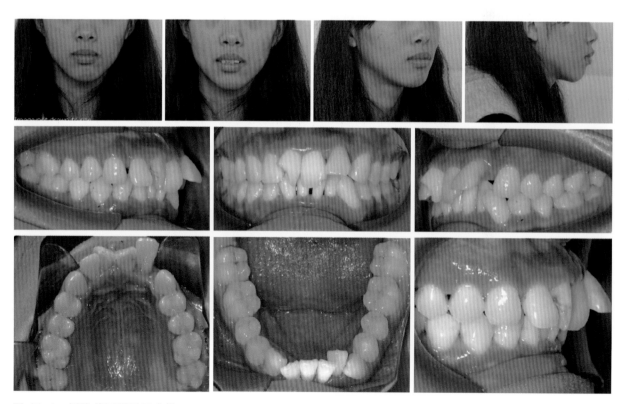

图45-1 矫治前面像及口内像

动过程中，牙位与肌位一致，无早接触。张口度正常，张口型正常，张口过程中下颌无偏斜。无关节弹响及咬肌区压痛。

模型分析

1. 拥挤度：上颌 2mm，下颌 2mm。
2. Bolton 比：前牙 78.6%，全牙 88.83%。
3. Spee 曲线：3.5mm。

诊　断

1. 软组织：凸面型。
2. 骨型：骨性Ⅰ类；高角趋势。
3. 牙型：安氏Ⅰ类；上、下颌牙列轻度拥挤；前牙Ⅱ度深覆𬌗、Ⅱ度深覆盖。
4. 其他：侵袭性牙周炎。

治疗计划

不拔牙矫治。直丝弓矫治技术，MBT 托槽，排齐整平上下牙列，关闭散在间隙，打开咬合，矫治后牙列整齐，咬合良好，侧貌改善。

矫治时间

10 个月。

弓丝序列

见表 45-1；见图 45-3 至 45-5。

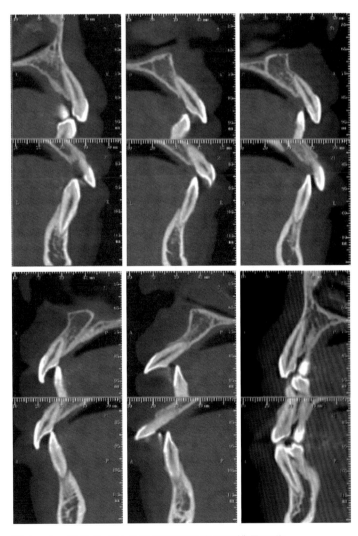

图 45-2　矫治前 CT 片显示前牙区广泛牙槽骨吸收

表 45-1　矫治过程弓丝序列

颌位	弓丝顺序	时间
上颌	0.012 英寸 NiTi 圆丝	4 个月
	0.014 英寸 NiTi 圆丝	2 个月
	0.018 英寸 NiTi 圆丝	2 个月
	0.018 英寸澳丝	2 个月
下颌	0.012 英寸 NiTi 圆丝	2 个月
	0.016 英寸 NiTi 圆丝	2 个月
	0.018 英寸 NiTi 圆丝	1 个月
	0.018 英寸澳丝	2 个月

矫治结果

　　上下牙列排列整齐,前牙覆𬌗、覆盖正常,双侧尖磨牙咬合关系良好,上中线与面中线一致。X线片显示,牙根平行度良好。侧貌改善(图45-6至45-9,表45-2)。

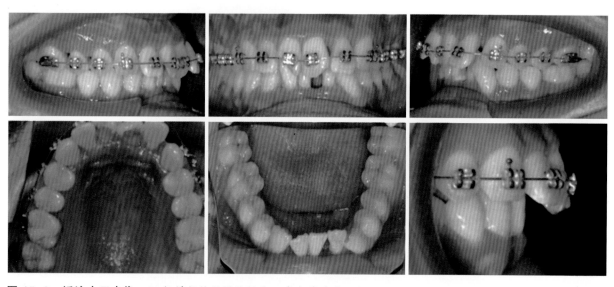

图 45-3　矫治中口内像　21托槽粘接位置偏龈方,减少其受力

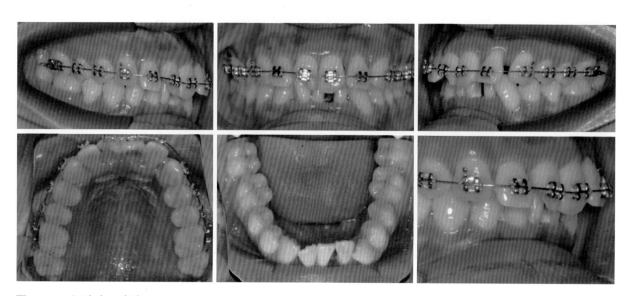

图 45-4　矫治中口内像　下前牙自行移位

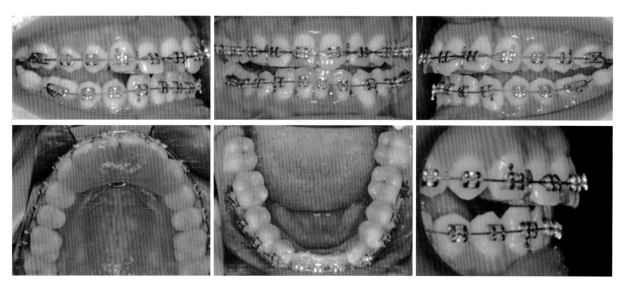

图 45-5　矫治中口内像　平面导板打开咬合

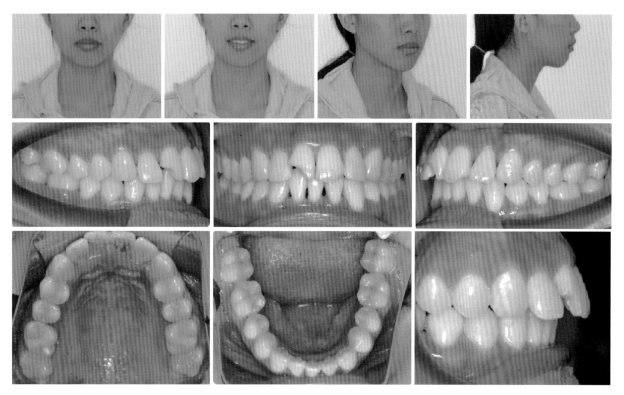

图 45-6　矫治后颜面像及口内像

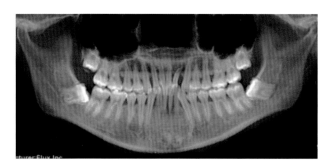

图 45-7　矫治前后全口曲面体层片比较

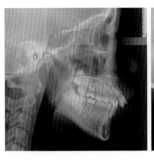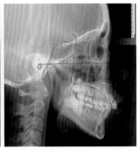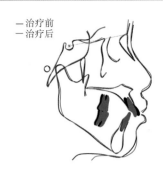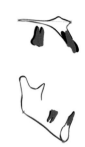

—治疗前
—治疗后

图 45-8 矫治前后头颅定位侧位片及重叠图

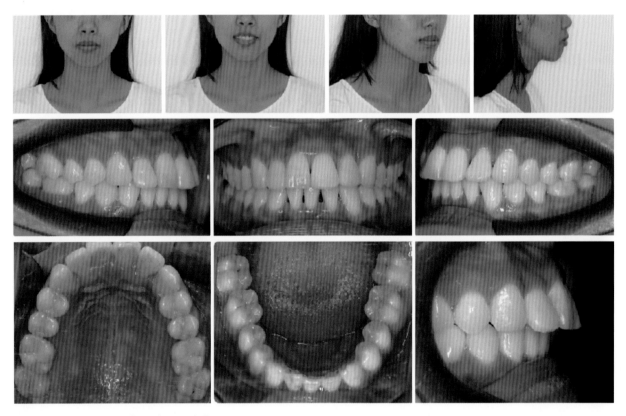

图 45-9 半年后复诊颜面像及口内像

表 45-2 矫治前后头影测量分析

测量项目	正常值	治疗前	治疗后	测量项目	正常值	治疗前	治疗后
SNA（°）	83.13±3.60	81.1	80.6	SN-MP（°）	32.85±4.21	41.9	42.7
SNB（°）	79.65±3.20	77.3	76.9	FH-MP（°）	28.2±5.45	33.9	34.7
ANB（°）	3.48±1.69	3.8	3.7	U1-L1（°）	126.96±3.54	127.6	128.1
Ptm-S（mm）	17.70±2.24	16.2	16.1	U1-NA（°）	21.49±5.92	26.5	22.9
Ptm-A（mm）	44.89±2.76	42.8	43.0	U1-NA（mm）	4.05±2.32	4.8	4.1
Pcd-S（mm）	17.48±2.62	18.3	17.9	L1-NB（°）	28.07±5.58	25.3	28.0
Go-Pg（mm）	72.53±4.40	71.6	71.5	L1-NB（mm）	5.69±2.05	5.2	5.8

矫治体会

■问题一：正畸矫治是否会导致牙根吸收？主要影响因素是什么？

牙根吸收是正畸矫治导致的主要问题之一。在本病例中，患者术后左上侧切牙的牙根较治疗前稍短，根尖变得圆钝。Brandon 等研究发现上切牙的牙根吸收概率较高，其次上颌侧切牙由于其牙根形态异常（包括弯曲，根尖锐利等情况）可能性较大也导致其发生牙根吸收的概率明显高于其他牙[1]。正畸矫治过程中对牙齿进行压低常会导致牙根吸收[2]。另外，在矫治过程中采用较大的矫治力也容易导致牙根吸收[3]。本病例中，侧切牙牙周膜面积减小，虽然全程使用的是细的镍钛圆丝，在同样受力的情况下，单位牙周膜面积受力增大，是造成牙根吸收的主要原因。

■问题二：重度牙周炎的弓丝选择？

重度牙周炎患牙的牙槽骨吸收，牙周膜面积减小，阻抗中心位置移向根方。因此，牙齿更容易出现倾斜移动，牙齿移动速度也更快。为减缓牙齿移动，使牙槽骨的改建能够适应牙齿移动速度，需要减少每次复诊过程中的牙齿移动量，采用细的镍钛丝可以减少牙齿受力大小，但可能每次复诊牙齿移动量大。在矫治过程中，可以采用部分结扎的方式减少受力和牙齿移动距离，也可以采用逐步更改托槽位置的方法减少每个步骤的力值。

■问题三：牙周–正畸联合治疗对于牙周炎患者而言是否较单纯牙周治疗更有利？如何保持？

Zhang 等研究显示，牙周–正畸联合治疗对于牙周炎患者而言术后牙周检测指标明显优于单纯牙周治疗患者，治疗后牙周状况的稳定性较好，能更好地维持治疗后牙齿的位置和咬合关系[4]。重度牙周炎患牙矫治后常常会有轻微的松动，采用活动矫治器一方面会导致牙齿取戴过程中反复受力，另一方面保持效果也欠佳。因此，一般来说建议在下颌采用固定舌侧丝维持，平衡分担咬合力。另外，也要让患者每 3~6 个月复诊，观察牙周组织是否有炎症。牙周组织的炎症和患牙自身的复发趋势两种因素是牙周炎患牙矫治后的复发和不稳定的重要因素，需要患者良好的依从性，定期复查。

参考文献

[1] Fowler B. A comparison of root resorption between Invisalign treatment and contemporary orthodontic treatment[J]. Dissertations & Theses–Gradworks, 2010, 186(2):271–292.

[2] Jiang R, Mcdonald JP, Fu M. Root resorption before and after orthodontic treatment: a clinical study of contributory factors[J]. Eur J Orthod, 2010, 32(6):693–697.

[3] Elhaddaoui R, Qoraich HS, Bahije L, et al. Orthodontic aligners and root resorption: A systematic review[J]. Int Orthod, 2017, 15(1):1–12.

[4] Zhang J, Zhang AM, Zhang ZM, et al. Efficacy of combined orthodontic–periodontic treatment for patients with periodontitis and its effect on inflammatory cytokines: A comparative study[J]. American journal of orthodontics and dentofacial orthopedics: official publication of the American Association of Orthodontists, its constituent societies, and the American Board of Orthodontics, 2017, 152(4):494.

（雷　浪）

第六部分

舌侧矫治 ◀

患者，女，26岁。

主　诉

院外固定正畸半年，影响功能美观。

病　史

半年前于院外行上颌唇侧固定正畸治疗，

自觉效果不理想，遂来我院求治，否认家族史、全身病史及过敏史

检　查

颜面　正面均面型，右侧丰满；侧貌直面型，上下唇位正常，下颌角钝（图46-1）。

牙列　上下牙弓卵圆形，左右不对称。恒

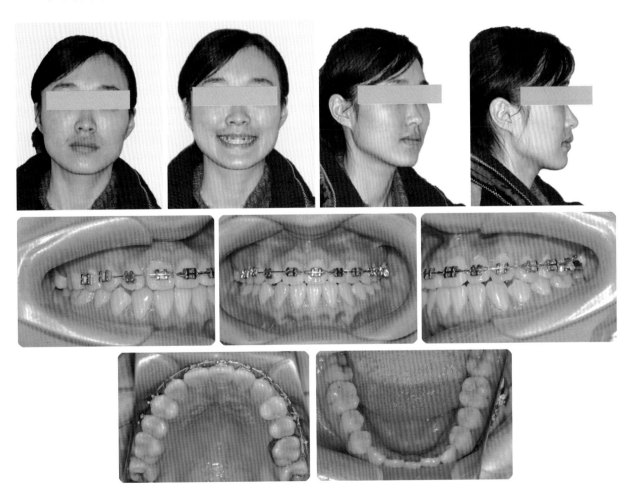

图46-1　矫治前颜面像及口内像

牙列，17~14、12、11、21~27、31~37、42~46、13、41缺失，上颌牙唇面存固定矫治器。前牙浅覆𬌗，浅覆盖，上中线右偏约1.5mm。左侧尖磨牙中性关系，右侧磨牙中性关系。口腔卫生状况一般，牙龈无炎症，黏膜无异常（图46-1）。

功能检查 患者否认有口腔不良习惯。下颌运动过程中，牙位与肌位一致，无早接触。张口度正常，张口型正常，张口过程中下颌无偏斜。无关节弹响及咬肌区压痛。

模型分析

1. 拥挤度：上颌 -0.5mm，下颌 1mm。
2. Bolton 比：前牙 80.33%，全牙 89.64%。
3. Spee 曲线：1mm。

诊　　断

1. 软组织：直面型。
2. 骨型：骨性Ⅰ类；高角趋势。
3. 牙型：安氏Ⅰ类；牙列缺损（13、41 缺失）。

治疗计划

拔牙矫治，拔除 24、34，舌侧矫治技术，排齐整平上下牙列，纠正上下颌中线，协调尖磨牙及咬合关系，矫治后牙列整齐，咬合良好，侧貌维持。

矫治时间

22个月。

弓丝序列

见表46-1；见图46-2、图46-3。

表 46-1　矫治过程弓丝序列

颌位	弓丝顺序	时间
上颌	0.012 英寸 NiTi 圆丝	3个月
	0.016 英寸 NiTi 圆丝	2个月
	0.018 英寸 NiTi 圆丝	2个月
	0.016 英寸 ×0.022 英寸 NiTi 方丝	2个月
	0.016 英寸 ×0.022 英寸 不锈钢方丝	5个月
	0.018 英寸 ×0.025 英寸 TMA	3个月
	0.012 英寸 NiTi 圆丝	3个月
	0.016 英寸 NiTi 圆丝	2个月
下颌	0.018 英寸 NiTi 圆丝	2个月
	0.016 英寸 ×0.022 英寸 NiTi 方丝	2个月
	0.016 英寸 ×0.022 英寸 不锈钢方丝	5个月
	0.018 英寸 ×0.025 英寸 TMA	3个月

矫治结果

上下牙列排列整齐，前牙覆𬌗、覆盖正常，双侧尖磨牙咬合关系良好，上下牙弓中线与面中线一致。X线片显示，牙根平行度良好。侧貌改善明显（图46-4至46-6，表46-2）。

表 46-2　矫治前后头影测量分析

测量项目	正常值	治疗前	治疗后
SNA（°）	83.13±3.60	77.8	79.1
SNB（°）	79.65±3.20	75.8	77.3
ANB（°）	3.48±1.69	2.0	1.7
Ptm-S（mm）	17.70±2.24	18.7	17.4
Ptm-A（mm）	44.89±2.76	42.1	41.5
Pcd-S（mm）	17.48±2.62	28.6	29.7
Go-Pg（mm）	72.53±4.40	66.9	70.5
SN-MP（°）	32.85±4.21	41.0	44.7
FH-MP（°）	28.2±5.45	26.7	32.7
U1-L1（°）	126.96±3.54	117.6	134.3
U1-NA（°）	21.49±5.92	36.9	24.0
U1-NA（mm）	4.05±2.32	5.9	3.6
L1-NB（°）	28.07±5.58	23.5	19.9
L1-NB（mm）	5.69±2.05	5.5	3.7

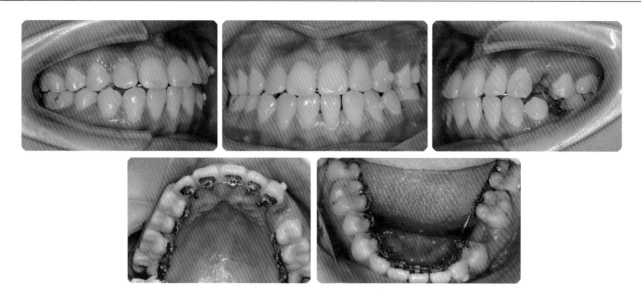

图 46-2 矫治中口内像

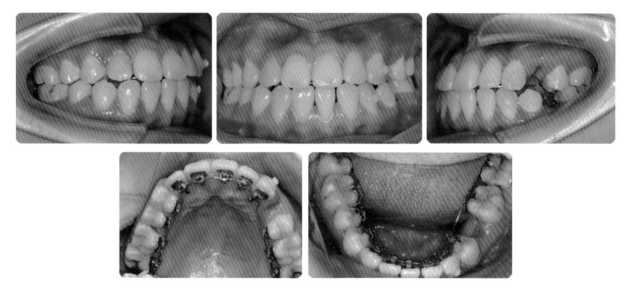

图 46-3 矫治中口内像

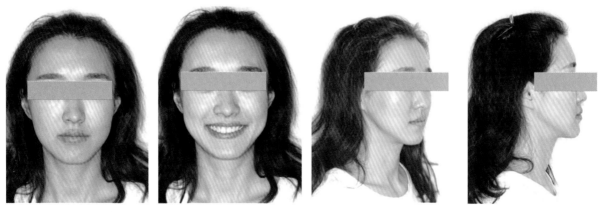

图 46-4 矫治后颜面像及口内像

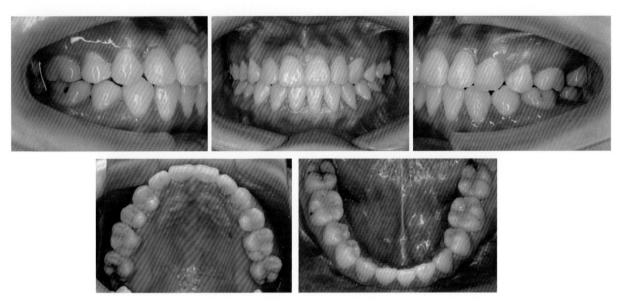

图 46-4（续）

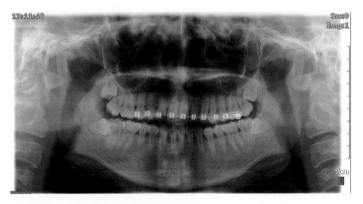

图 46-5　矫治前全口曲面体层片

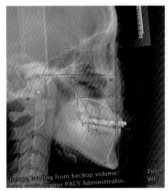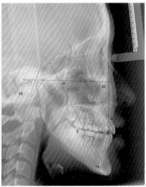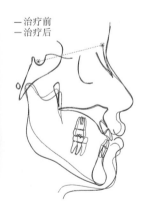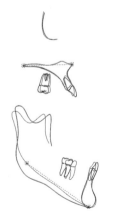

图 46-6　矫治前后头颅定位侧位片及重叠图

矫治体会

■问题：舌侧矫治器在治疗中需要注意什么？

矫治器粘接在牙齿舌面，口腔卫生的维护更加困难，导致舌侧更容易堆积牙石，易产生牙龈炎症。在临床粘接时，应尽量使托槽边缘与龈缘留有一定的间隙，便于口腔卫生的维护。舌侧矫治器的适应时间相对较长，对咀嚼和发音均有一定的影响，治疗椅旁时间较传统更长，在治疗开始之前，要对患者进行详细说明。

（王　军）

病例 47 | 安氏 I 类骨性 II 类拔牙舌侧矫治

患者，女，22 岁。

主　诉

牙齿前凸，影响美观。

病　史

患者自觉牙齿前凸，遂来我院求治，否认

家族史、全身病史及过敏史。

检　查

颜面　正面均面型，右侧丰满；侧貌凸面型，颏肌紧张，上下唇位靠前，颏位靠后，下颌角钝（图 47-1）。

牙列　上牙弓方圆形，下牙弓卵圆形左右

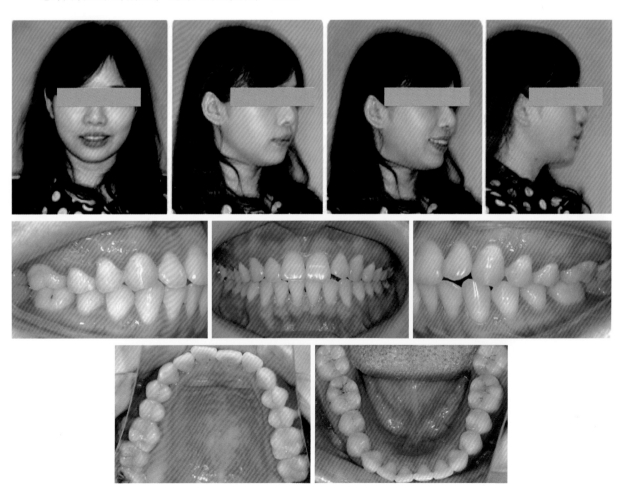

图 47-1　矫治前颜面像及口内像

基本对称。恒牙列，17~27，37~47。前牙浅覆𬌗，浅覆盖，上下中线对齐。双侧尖磨牙中性关系。口腔卫生状况一般，牙龈无炎症，黏膜无异常（图 47-1）。

功能检查　患者否认有口腔不良习惯。下颌运动过程中，牙位与肌位一致，无早接触。张口度正常，张口型正常，张口过程中下颌无偏斜。无关节弹响及咬肌区压痛。

模型分析

1. 拥挤度：上颌 1mm，下颌 0mm。
2. Bolton 比：前牙 79.12%，全牙 91.25%。
3. Spee 曲线：1mm。

诊断

1. 软组织：凸面型。
2. 骨型：骨性 II 类。
3. 牙型：安氏 I 类。

治疗计划

拔除 14、24、35、45，舌侧矫治技术，排齐整平上下牙列，内收上下前牙，矫治后牙

列整齐，咬合良好，侧貌改善。

矫治时间

21 个月。

弓丝序列

见表 47-1；见图 47-2 至 47-3。

表 47-1　矫治过程弓丝序列

颌位	弓丝顺序	时间
上颌	0.012 英寸 NiTi 圆丝	2 个月
	0.014 英寸 NiTi 圆丝	2 个月
	0.018 英寸 NiTi 圆丝	2 个月
	0.016 英寸 × 0.022 英寸 NiTi 方丝	2 个月
	0.016 英寸 × 0.022 英寸不锈钢方丝	5 个月
	0.018 英寸 × 0.025 英寸 TMA	4 个月
	0.012 英寸 NiTi 圆丝	2 个月
	0.014 英寸 NiTi 圆丝	2 个月
下颌	0.018 英寸 NiTi 圆丝	2 个月
	0.016 英寸 × 0.022 英寸 NiTi 方丝	2 个月
	0.016 英寸 × 0.022 英寸不锈钢方丝	6 个月
	0.018 英寸 × 0.025 英寸 TMA	3 个月

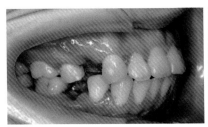
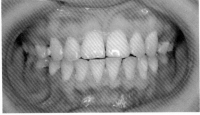
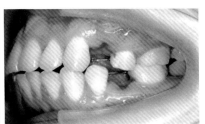
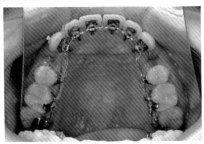
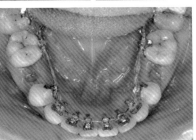

图 47-2　矫治中口内像

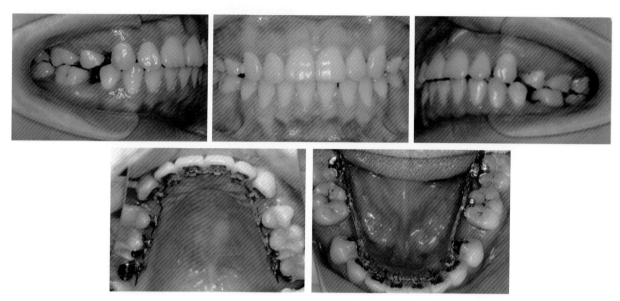

图 47-3　矫治中口内像

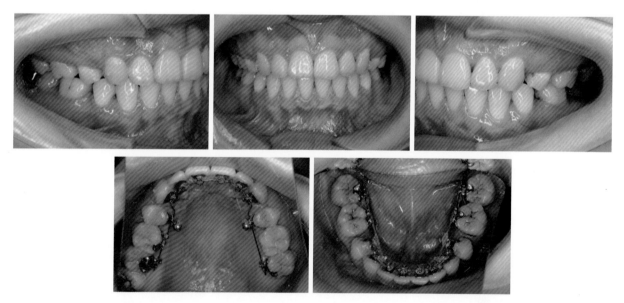

图 47-4　矫治中口内像

矫治结果

上下牙列排列整齐，前牙覆𬌗、覆盖正常，双侧尖磨牙咬合关系良好，上下牙弓中线与面中线一致。X线片显示，牙根平行度良好。侧貌改善明显（图 47-4 至 47-7，表 47-2）。

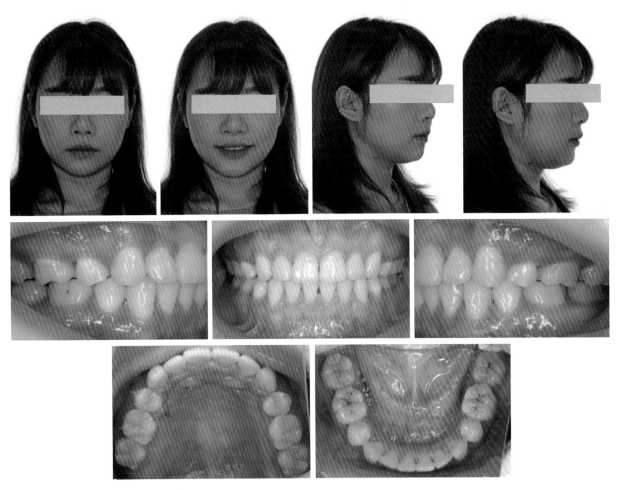

图 47-5 矫治后颜面像及口内像

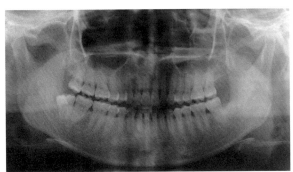
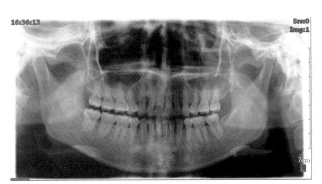

图 47-6 矫治前后全口曲面体层片比较

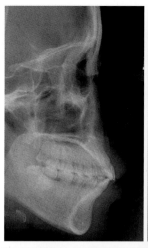
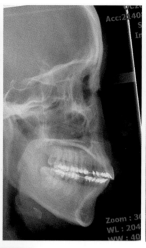
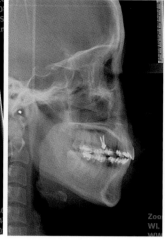
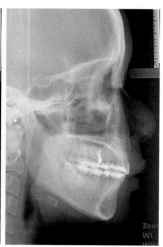

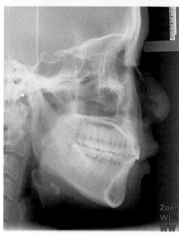
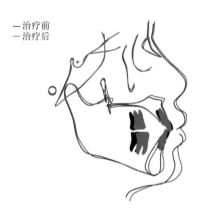
—治疗前
—治疗后
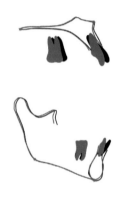

图 47-7 矫治前后头颅定位侧位片及重叠图

表 47-2 矫治前后头影测量分析

测量项目	正常值	治疗前	治疗后
SNA（°）	83.13 ± 3.60	84.3	86.7
SNB（°）	79.65 ± 3.20	79.0	81.2
ANB（°）	3.48 ± 1.69	5.2	5.5
Ptm-S（mm）	17.70 ± 2.24	18.5	21.5
Ptm-A（mm）	44.89 ± 2.76	46.4	44.7
Pcd-S（mm）	17.48 ± 2.62	18.8	19.8
Go-Pg（mm）	72.53 ± 4.40	64.8	64.8
SN-MP（°）	32.85 ± 4.21	37.0	35.0
FH-MP（°）	28.2 ± 5.45	28.2	27.7
U1-L1（°）	126.96 ± 3.54	103.4	135.7
U1-NA（°）	21.49 ± 5.92	28.0	11.0
U1-NA（mm）	4.05 ± 2.32	4.9	0.4
L1-NB（°）	28.07 ± 5.58	43.3	27.8
L1-NB（mm）	5.69 ± 2.05	9.6	5.2

矫治体会

■ 问题：舌侧矫治技术有哪些优势？

与传统唇侧固定矫治器相比，舌侧矫治器最大的优点是更加隐蔽和美观，采用舌侧矫治器，可以避免由于粘接所导致的唇侧牙龈炎症及牙齿唇面脱矿，舌面唾液流量较大，牙齿不易发生龋坏；对于部分具有不良舌习惯的患者，也可以起到舌刺的作用来进行纠正；采用舌侧矫治器，由于可避免唇侧托槽的视觉阻碍，更有利于直接观察唇齿位的变化，对治疗效果的评价也更为客观。

（王 军）

病例 48 | 安氏Ⅱ²类成人舌侧矫治

患者，女，33岁。

主　诉

牙不齐，影响美观。

病　史

患者自觉牙不齐，遂来我院求治，否认家

族史、全身病史及过敏史。

检　查

颜面　正面均面型，左侧丰满；侧貌直面型，上下唇位及颏位正常，下颌角钝（图48-1）。

牙列　上下牙弓方圆形，左右基本对称。恒牙列，18~28，38~48。前牙Ⅲ度深覆𬌗，覆

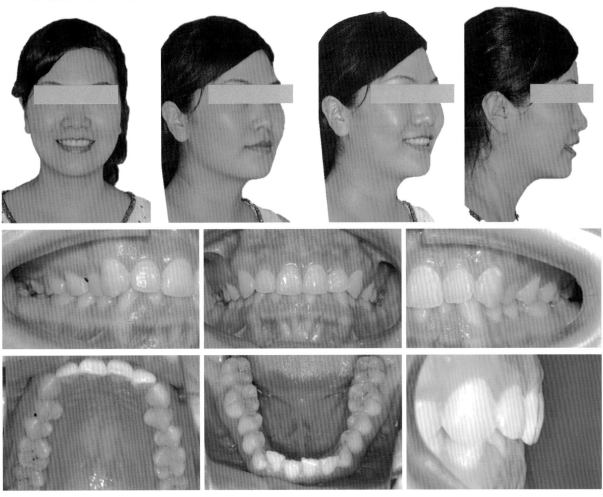

图48-1　矫治前颜面像及口内像

盖 2mm，上下中线基本对齐。双侧尖磨牙远中关系。口腔卫生状况一般，牙龈无炎症，黏膜无异常（图 48-1）。

功能检查 患者否认有口腔不良习惯。下颌运动过程中，牙位与肌位一致，无早接触。张口度正常，张口型正常，张口过程中下颌无偏斜。无关节弹响及咬肌区压痛。

模型分析

1. 拥挤度：上颌 2mm，下颌 3mm。
2. Bolton 比：前牙 78.43%，全牙 91.83%。
3. Spee 曲线：3mm。

诊 断

1. 软组织：直面型。
2. 骨型：骨性 I 类；低角。
3. 牙型：安氏 II² 类；上下牙列轻度拥挤；前牙 III 度深覆𬌗。

治疗计划

拔除 18、28、38、48，采用舌侧矫治技术，排齐整平上下牙列，解决上下牙列拥挤，打开咬合，矫治后牙列整齐，咬合良好，侧貌维持。

矫治时间

26 个月。

弓丝序列

见表 48-1；见图 48-2、图 48-3。

表 48-1 矫治过程弓丝序列

颌位	弓丝顺序	时间
上颌	0.012 英寸 NiTi 圆丝	4 个月
	0.016 英寸 NiTi 圆丝	2 个月
	0.018 英寸 NiTi 圆丝	2 个月
	0.016 英寸 × 0.022 英寸 NiTi 方丝	4 个月
	0.018 英寸 × 0.025 英寸 NiTi 方丝	4 个月
	0.016 英寸 × 0.022 英寸 不锈钢方丝	6 个月
	0.018 英寸 × 0.025 英寸 TMA	4 个月
下颌	0.014 英寸 NiTi 圆丝	3 个月
	0.016 英寸 NiTi 圆丝	2 个月
	0.018 英寸 NiTi 圆丝	2 个月
	0.016 英寸 × 0.022 英寸 NiTi 方丝	2 个月
	0.018 英寸 × 0.025 英寸 NiTi 方丝	4 个月
	0.016 英寸 × 0.022 英寸 不锈钢方丝	5 个月
	0.018 英寸 × 0.025 英寸 TMA	4 个月

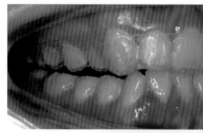
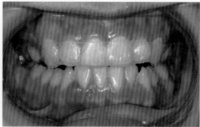
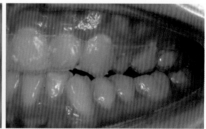
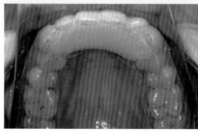
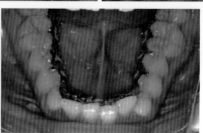

图 48-2 矫治中口内像

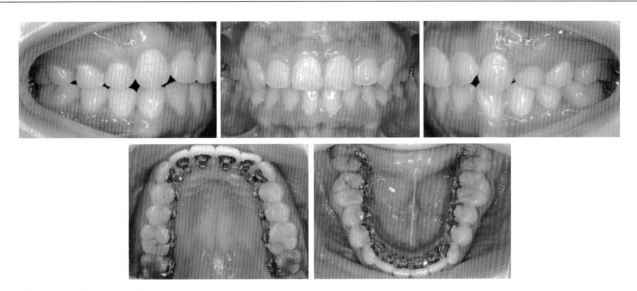

图 48-3　矫治中口内像

矫治结果

上下牙列排列整齐，前牙覆𬌗、覆盖正常，双侧尖磨牙咬合关系良好，上下牙弓中线与面中线一致。X 线片显示，牙根平行度良好。侧貌改善明显（图 48-4 至 48-6，表 48-2）。

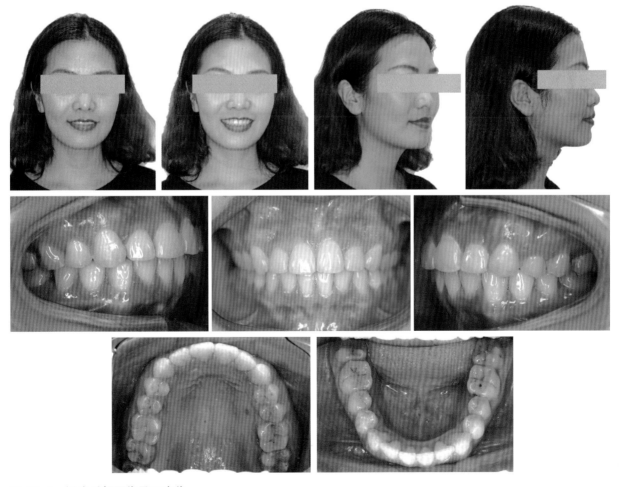

图 48-4　矫治后颜面像及口内像

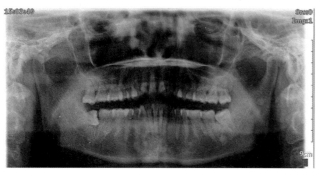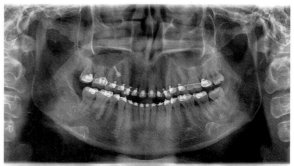

图48-5　矫治前全口曲面体层片

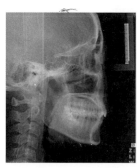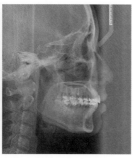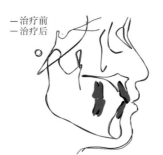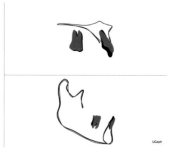

—治疗前
—治疗后

图48-6　矫治前后头颅定位侧位片及重叠图

表48-2　矫治前后头影测量分析

测量项目	正常值	治疗前	治疗后
SNA（°）	83.13 ± 3.60	85.6	83.8
SNB（°）	79.65 ± 3.20	81.6	80.0
ANB（°）	3.48 ± 1.69	4.1	3.8
Ptm-S（mm）	17.70 ± 2.24	18.6	19.8
Ptm-A（mm）	44.89 ± 2.76	46.7	48.2
Pcd-S（mm）	17.48 ± 2.62	18.2	17.8
Go-Pg（mm）	72.53 ± 4.40	76.1	76.4
SN-MP（°）	32.85 ± 4.21	26.9	25.3
FH-MP（°）	28.2 ± 5.45	18.2	15.9
U1-L1（°）	126.96 ± 3.54	140.8	119.0
U1-NA（°）	21.49 ± 5.92	18.0	26.7
U1-NA（mm）	4.05 ± 2.32	1.1	4.1
L1-NB（°）	28.07 ± 5.58	17.1	29.5
L1-NB（mm）	5.69 ± 2.05	3.2	6.0

矫治体会

■问题：舌侧矫治对于前牙压入，深覆𬌗的打开有何优势？

　　该患者由于咬合较深，矫治初期无法粘接舌侧矫治器，故采用透明压膜保持器结合平面导板打开咬合，在保证了患者美观的同时也实现了第一阶段的矫治效果。

　　上前牙舌侧粘接托槽可以起到咬合板的作用，能够有效防止前牙伸长，并有一定的压入力。在前牙压入的同时，后牙段脱离咬合接触，出现被动伸长，对于改善深覆𬌗有较好的作用效果。

　　对于安氏Ⅱ²类的患者，随着深覆𬌗的解除，下面高逐渐增加，面下1/3比例趋于协调，患者面型有明显改善。因此对于此类患者，打开咬合是矫治的重要目标，应贯穿矫治方案设计和实施过程的始终。

（王　军）

安氏Ⅰ类骨性Ⅱ类高角趋势拔牙舌侧矫治

患者，女，28岁。

主 诉

上牙前突，影响美观。

病 史

患者自觉上牙前突，遂前来我院求治，否

认家族史、全身病史及过敏史。

检 查

颜面 正面均面型，左侧丰满；侧貌微凸面型，下唇位靠前（图49-1）。

牙列 上下牙弓卵圆形，左右基本对称。恒牙列，17~27，37~47。前牙浅覆𬌗，浅覆盖，

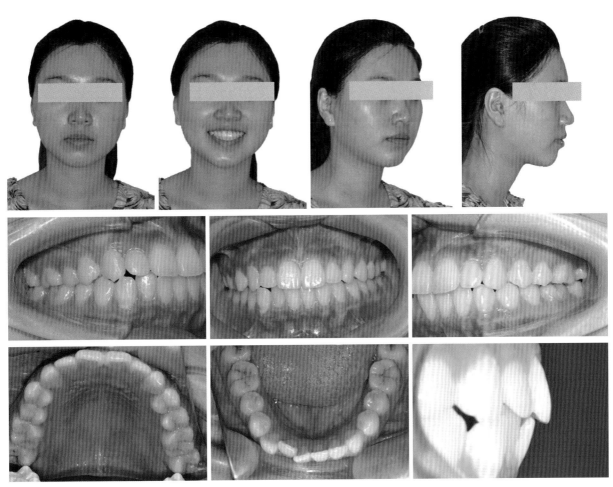

图 49-1 矫治前颜面像及口内像

下中线右偏约 0.5mm。双侧尖磨牙中性关系。口腔卫生状况一般，牙龈无炎症，黏膜无异常（图 49-1）。

功能检查 患者否认有口腔不良习惯。下颌运动过程中，牙位与肌位一致，无早接触。张口度正常，张口型正常，张口过程中下颌无偏斜。无关节弹响及咬肌区压痛。

模型分析

1. 拥挤度：上颌 0.5mm，下颌 2mm。
2. Bolton 比：前牙 79.67%，全牙 90.55%。
3. Spee 曲线：1mm。

诊断

1. 软组织：微凸面型。
2. 骨型：骨性 II 类；高角趋势。
3. 牙型：安氏 I 类；上下牙列轻度拥挤。

治疗计划

拔牙矫治，拔除 14、24、35、45，采用舌侧矫治技术，排齐整平上下牙列，解决上下颌拥挤，内收上下前牙，矫治后牙列整齐，咬合良好，侧貌改善。

矫治时间

24 个月。

弓丝序列

见表 49-1；见图 49-2 至 49-4。

表 49-1 矫治过程弓丝序列

颌位	弓丝顺序	时间
上颌	0.012 英寸 NiTi 圆丝	2 个月
	0.016 英寸 NiTi 圆丝	2 个月
	0.018 英寸 NiTi 圆丝	2 个月
	0.016 英寸 ×0.022 英寸 NiTi 方丝	4 个月
	0.017 英寸 ×0.025 英寸 NiTi 方丝	4 个月
	0.016 英寸 ×0.022 英寸 不锈钢方丝	6 个月
	0.018 英寸 ×0.025 英寸 TMA	4 个月
下颌	0.012 英寸 NiTi 圆丝	2 个月
	0.016 英寸 NiTi 圆丝	2 个月
	0.018 英寸 NiTi 圆丝	2 个月
	0.016 英寸 ×0.022 英寸 NiTi 方丝	2 个月
	0.017 英寸 ×0.025 英寸 NiTi 方丝	4 个月
	0.016 英寸 ×0.022 英寸 不锈钢方丝	5 个月
	0.018 英寸 ×0.025 英寸 TMA	3 个月

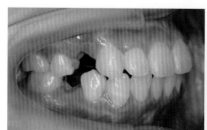
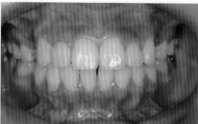
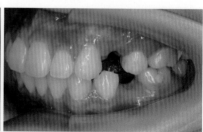
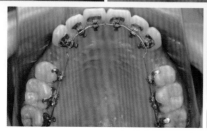
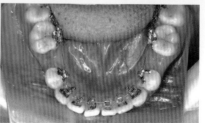

图 49-2 矫治中口内像

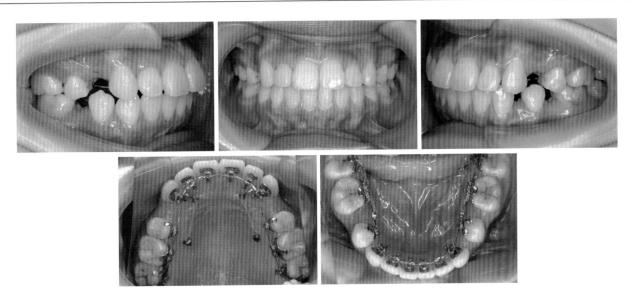

图 49-3　矫治中口内像

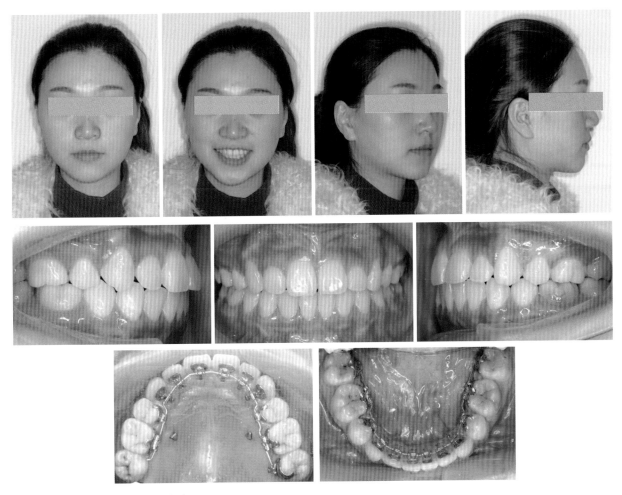

图 49-4　矫治中颜面像及口内像

矫治结果

上下牙列排列整齐，前牙覆𬌗、覆盖正常，双侧尖磨牙咬合关系良好，上下牙弓中线与面中线一致。X线片显示，牙根平行度良好。侧貌改善明显（图49-5至49-7，表49-2）。

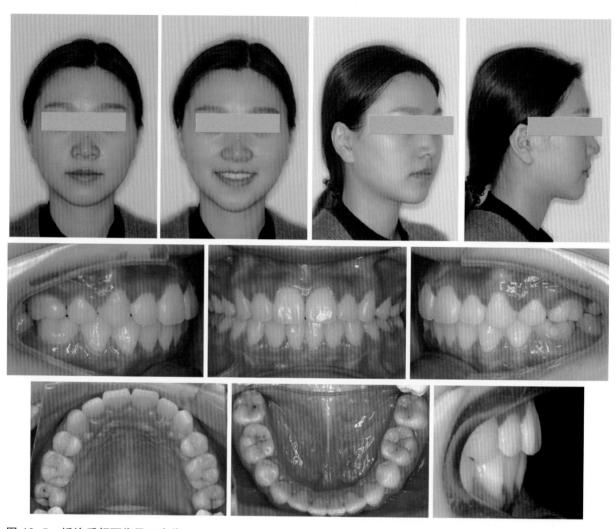

图 49-5 矫治后颜面像及口内像

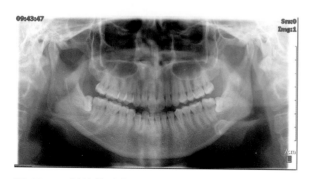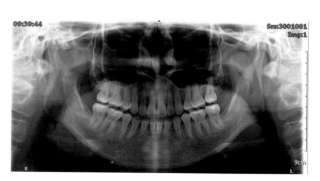

图 49-6 矫治前后全口曲面体层片

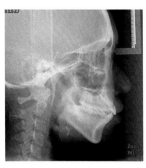
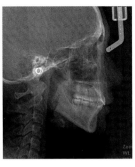
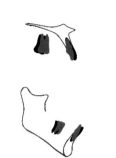

—治疗前
—治疗后

图 49-7　矫治前后头颅定位侧位片及重叠图

表 49-2　矫治前后头影测量分析

测量项目	正常值	治疗前	治疗后
SNA（°）	83.13 ± 3.60	83.5	80.7
SNB（°）	79.65 ± 3.20	77.6	77.6
ANB（°）	3.48 ± 1.69	5.9	3.0
Ptm-S（mm）	17.70 ± 2.24	21.4	18.3
Ptm-A（mm）	44.89 ± 2.76	48.3	45.1
Pcd-S（mm）	17.48 ± 2.62	20.4	19.7
Go-Pg（mm）	72.53 ± 4.40	69.4	66.4
SN-MP（°）	32.85 ± 4.21	39.2	39.6
FH-MP（°）	28.2 ± 5.45	27.4	28.3
U1-L1（°）	126.96 ± 3.54	111.8	119.8
U1-NA（°）	21.49 ± 5.92	26.6	24.9
U1-NA（mm）	4.05 ± 2.32	4.9	4.0
L1-NB（°）	28.07 ± 5.58	35.7	32.3
L1-NB（mm）	5.69 ± 2.05	9.9	5.4

矫治体会

■问题：舌侧矫治有何生物力学特点？

舌侧矫治器弓丝及托槽作用力点距离阻抗中心更近，使牙移动更接近于整体移动。在牙移动中，内收力与压入力作用于舌侧托槽，𬌗力通过阻力中心舌侧，使牙齿更易发生冠舌向的移动，故而在内收前牙时，使用舌侧矫治应该注意减少内收力，注意控根。另外，由于舌侧托槽间的距离较唇侧小，其弓丝的力量更大，使用时应适当减低弓丝的硬度，以免较大的矫治力对牙齿造成损伤。

（王　军）

患者，男，23岁。

主 诉

牙前突，无法咬合，也影响美观。

病 史

患者自觉牙列不齐、前突，无法咬合，遂

来我院求治，否认家族史、全身病史及过敏史。

检 查

颜面 右侧丰满，正面长面型；侧貌凸面型，唇肌、颏肌紧张，颏位靠后，下颌角钝（图50-1）。

牙列 上下牙弓尖圆形，左右基本对称；上下牙弓协调。恒牙列，18~28，37~47。前

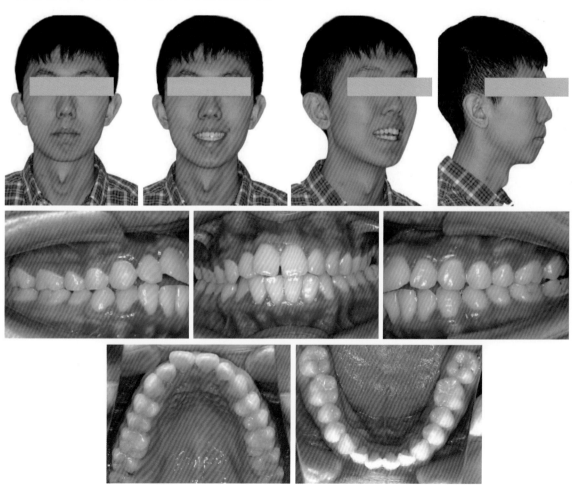

图50-1 矫治前颜面像及口内像

牙开𬌗，覆盖 0mm，上中线右偏约 0.5mm。双侧尖磨牙远中关系。口腔卫生状况一般，牙龈无炎症，黏膜无异常（图 50-1）。

功能检查 患者否认有口腔不良习惯。下颌运动过程中，牙位与肌位一致，无早接触。张口度正常，张口型正常，张口过程中下颌无偏斜。无关节弹响及咬肌区压痛。

模型分析

1. 拥挤度：上颌 1.5mm，下颌 2mm。
2. Bolton 比：前牙 78.78%，全牙 90.66%。
3. Spee 曲线：1mm。

诊 断

1. 软组织：凸面型。
2. 骨型：骨性 I 类；高角。
3. 牙型：安氏 II¹ 类；上下牙列轻度拥挤；前牙开𬌗。

治疗计划

拔除 14、24、35、45，舌侧矫治技术，种植钉辅助支抗，排齐整平上下牙列，内收上前牙，矫治后牙列整齐，咬合良好，侧貌改善。

矫治时间

26 个月。

弓丝序列

见表 50-1；见图 50-2、图 50-3。

表 50-1 矫治过程弓丝序列

颌位	弓丝顺序	时间
上颌	0.014 英寸 NiTi 圆丝	4 个月
	0.018 英寸 NiTi 圆丝	4 个月
	0.016 英寸 × 0.022 英寸 NiTi 方丝	4 个月
	0.016 英寸 × 0.022 英寸不锈钢方丝	10 个月
	0.018 英寸 × 0.025 英寸 TMA	4 个月
下颌	0.014 英寸 NiTi 圆丝	4 个月
	0.018 英寸 NiTi 圆丝	4 个月
	0.016 英寸 × 0.022 英寸 NiTi 方丝	4 个月
	0.016 英寸 × 0.022 英寸不锈钢方丝	11 个月
	0.018 英寸 × 0.025 英寸 TMA	3 个月

矫治结果

上下牙列排列整齐，前牙覆𬌗、覆盖正常，双侧尖磨牙咬合关系良好，上下颌中线与面中线一致。X 线片显示，牙根平行度良好。侧貌改善（图 50-4 至 50-6，表 50-2）。

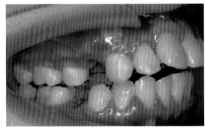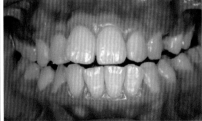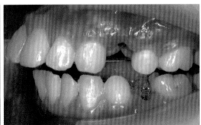

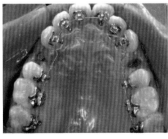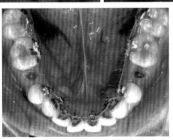

图 50-2 矫治中口内像 排齐阶段

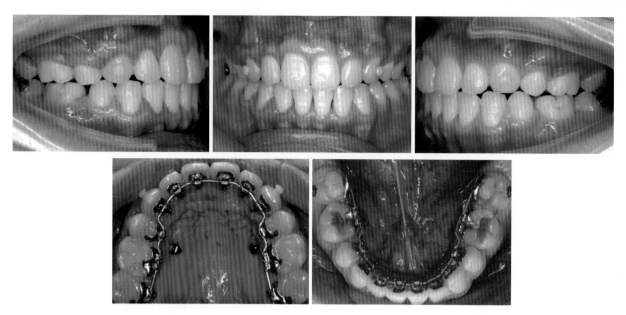

图 50-3 矫治中口内像 咬合精细调整

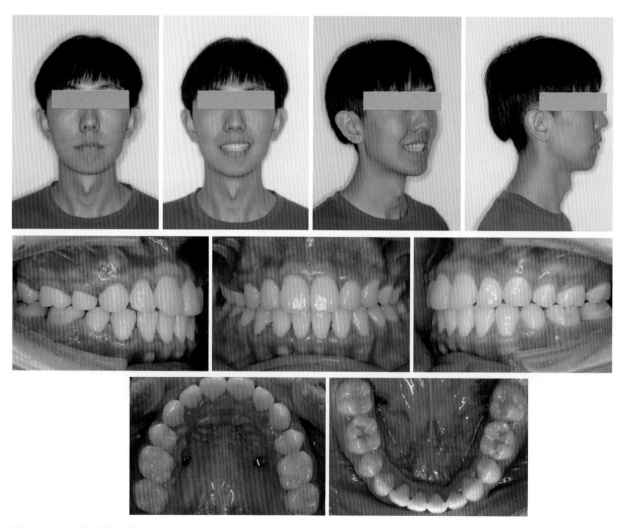

图 50-4 矫治后颜面像及口内像

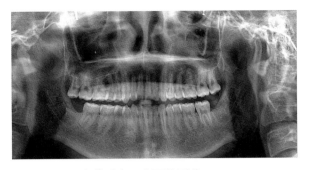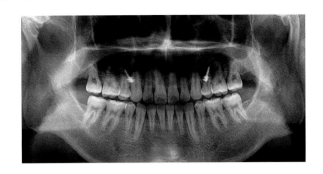

图 50-5　矫治前后全口曲面体层片

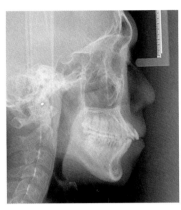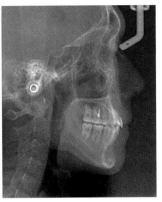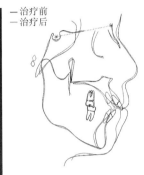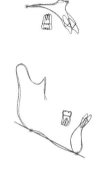

—治疗前
—治疗后

图 50-6　矫治后头颅定位侧位片及重叠图

表 50-2　矫治前后头影测量分析

测量项目	正常值	治疗前	治疗后
SNA（°）	83.13 ± 3.60	74.8	76.5
SNB（°）	79.65 ± 3.20	74.1	75.1
ANB（°）	3.48 ± 1.69	2	1.3
MP-SN（°）	32.85 ± 4.21	38.3	38.4
Y-axis（°）	63.54 ± 3.23	77.9	77.4
S-Go/N-Me（%）	62.85 ± 3.83	66.7	67.2
ODI	72.83 ± 5.22	64.13	64.77
U1-L1（°）	126.96 ± 3.54	109.1	131.2
U1-SN（°）	102.6 ± 5.5	111.7	100.6
U1-NPog（mm）	5.0 ± 2.0	15.7	7.4
L1-NPog（mm）	1.8 ± 2.0	8.6	4.4
L1-MP（°）	95.0 ± 7.0	100.9	89.9

矫治体会

■问题：舌侧矫治拔牙病例关闭间隙时需要注意什么？

舌侧矫治关闭拔牙间隙一般采用 6 个前牙同时内收的方式进行，而唇侧矫治为节约支抗，常先远移尖牙，后内收前牙。一方面，舌侧矫治患者常对美要求较高，先远移尖牙产生的尖牙与侧切牙之间的间隙不利于患者微笑美观。另一方面由于尖牙与前磨牙之间存在较大的内收弯，远移尖牙，导致弓丝距离变短，弓丝作用范围受限，需频繁的更换弓丝，不利于临床治疗顺利进行。

在滑动法内收时，将第二前磨牙与磨牙连扎，增强支抗，弹性牵引作用于第二前磨牙与尖牙之间，可避免产生侧向效应；对于支抗要求较高的病例，可配合使用种植钉，增强支抗。

（王　军）

第七部分

隐形矫治 ◀

病例 51　骨性Ⅲ类低角磨牙远移隐形矫治

患者，男，25岁。

主　诉

牙列不齐，影响美观。

病　史

患者自换牙后，自觉牙不齐，遂来我院求治，否认家族史、全身病史及过敏史。

检　查

颜面　正面短面型，左右基本对称；侧貌直面型，鼻唇角正常，颏唇沟深，颏位正常，下颌角锐（图 51-1）。

牙列　恒牙列，11~17、21~27、31~37、

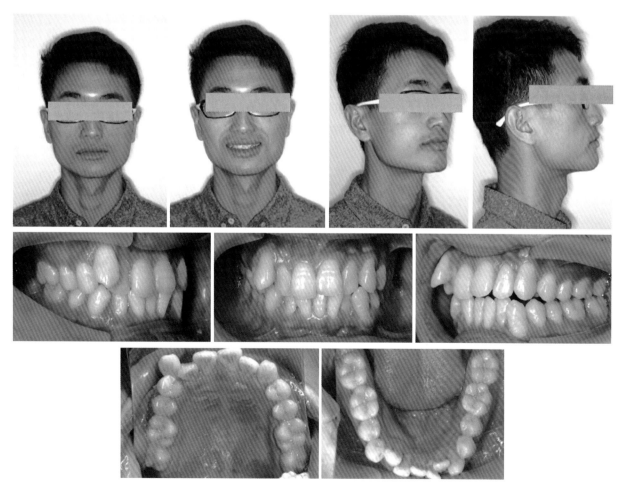

图 51-1　矫治前颜面像及口内像

41~47。上下牙弓卵圆形，左右不对称；上下牙弓不协调。前牙覆𬌗覆盖基本正常，上中线右偏约2mm，下中线左偏约1mm。右侧尖磨牙中性关系，左侧尖磨牙近中关系。13，33唇侧牙龈退缩，口腔卫生状况一般，牙龈轻度炎症，黏膜无异常（图51-1）。

功能检查　患者自诉无口腔不良习惯。下颌运动过程中，牙位与肌位一致，无早接触。张口度正常，张口型正常，张口过程中下颌无偏斜。无关节弹响及咬肌区压痛。

模型分析

1. 拥挤度：上颌7mm，下颌7.5mm。
2. Bolton比：前牙76.8%，全牙86.6%。
3. Spee曲线：1mm。

诊　断

1. 软组织：直面型。
2. 骨型：骨性Ⅲ类；低角。

3. 牙型：安氏Ⅲ类亚类；上下牙列中度拥挤。

治疗计划

不拔牙矫治，隐适美矫治器。矢状向：磨牙远移，保持上前牙位置，解除拥挤，终末呈中性关系；宽度：保持上牙弓宽度，下颌与之协调；垂直向：压低下前牙，使终末覆𬌗为1mm；上中线向左纠正3mm，下颌中线与之对齐。矫治结束后上下牙列整齐，咬合良好，侧貌不变。

矫治时间

24个月。

矫治结果

上下牙列排列整齐，前牙覆𬌗、覆盖正常，双侧尖磨牙咬合关系良好，上下中线与面中线一致。X线片显示，牙根平行度良好。侧貌不变（图51-2至51-6，表51-1）。

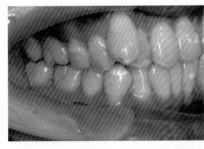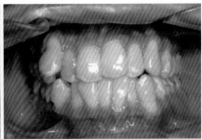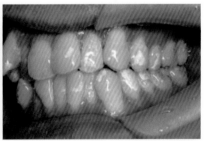

图51-2　矫治中口内像　双侧磨牙远移

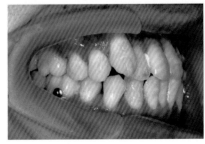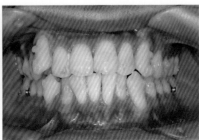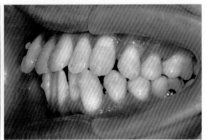

图51-3　矫治中口内像　解除上下颌拥挤

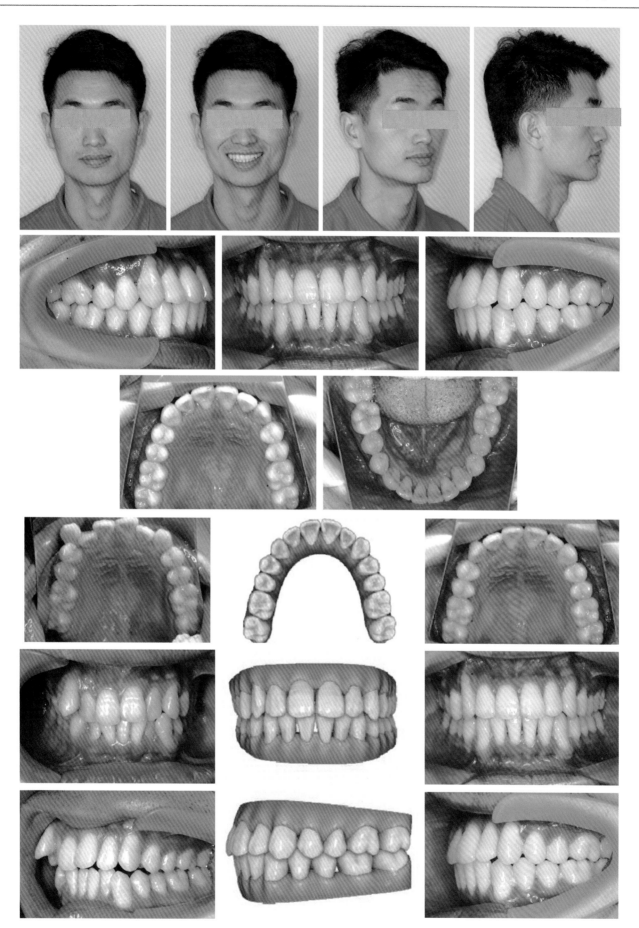

图 51-4　矫治后颜面像、口内像及对比

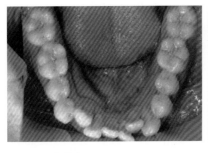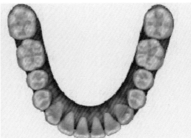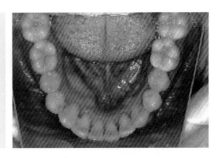

图 51-4（续）

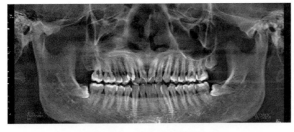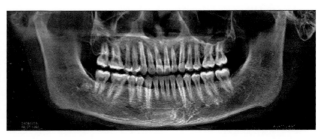

图 51-5 矫治前后全口曲面体层片比较

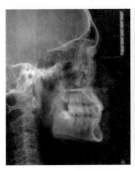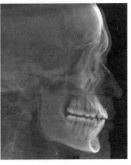

—治疗前
—治疗后

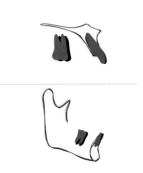

图 51-6 矫治前后头颅定位侧位片及重叠图

表 51-1 矫治前后头影测量分析

测量项目	正常值	治疗前	治疗后	测量项目	正常值	治疗前	治疗后
SNA（°）	83.13 ± 3.60	83.7	83.7	SN-MP（°）	32.85 ± 4.21	16.5	17.7
SNB（°）	79.65 ± 3.20	81.7	80.2	FMA（FH-MP）（°）	28.2 ± 5.45	14.1	16.2
ANB（°）	3.48 ± 1.69	3.0	3.5	U1-L1（Interincisal Angle）（°）	126.96 ± 3.54	136.0	117.4
Ptm-A（mm）	44.89 ± 2.76	48.0	46.3	U1-NA（°）	21.49 ± 5.92	32.5	34.1
Ptm-S（mm）	17.70 ± 2.24	17.0	18.0	U1-NA（mm）	4.05 ± 2.32	6.3	10.6
Go-Po（mm）	72.53 ± 4.40	74.2	76.2	L1-NB（°）	28.07 ± 5.58	12.5	27.0
Pcd-S（mm）	17.48 ± 2.62	18.7	19.2	L1-NB（mm）	5.69 ± 2.05	1.6	6.5

矫治体会

■ 问题：该患者为何选择推磨牙向后？

该患者上下牙列中度拥挤，拒绝拔牙矫治，并且治疗意愿强烈，结合患者正畸前 X 线片提示双侧第二磨牙远中骨量足够，低角型患者，可考虑推磨牙向远中提供间隙，在解除拥挤的同时，可以改善患者的面型。如患者为高角型垂直骨面型，则应谨慎选择常规推磨牙向远中的矫治技术。

（邹　敏）

患者，女，16岁。

主 诉

嘴凸，影响美观。

病 史

患者换牙后，自觉嘴凸，遂来我院求治，

否认家族史、全身病史及过敏史。

检 查

颜面 正面均面型，左侧略丰满；侧貌凸面型，鼻唇角小，颏唇沟浅，上、下唇位靠前，开唇露齿，颏肌紧张，下颌角正常（图52-1）。

牙列 恒牙列，11~17、21~27、31~37、

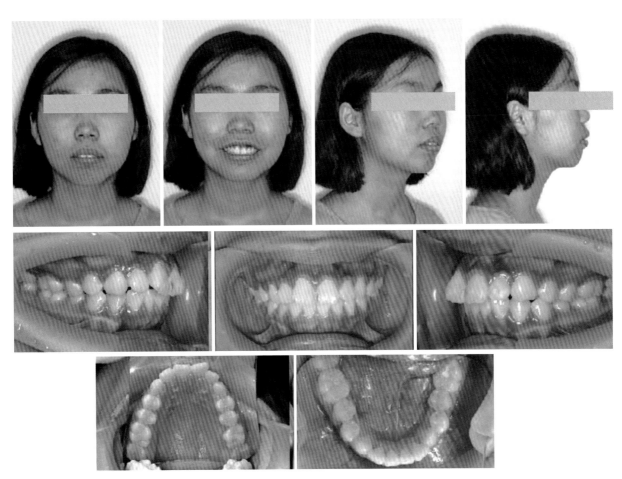

图52-1 矫治前颜面像及口内像

41~47。上下牙弓尖圆形，左右基本对称；上下牙弓协调。前牙Ⅰ度深覆𬌗，覆盖正常，上下中线与面中线一致。左侧尖牙远中关系，磨牙中性关系，右侧尖磨牙远中关系。口腔卫生状况一般，牙龈无炎症，黏膜无异常（图52-1）。

功能检查 患者自诉无不良习惯。下颌运动过程中，牙位与肌位一致，无早接触。张口度正常，张口型偏左，张口过程中下颌左侧偏斜。无关节弹响及咬肌区压痛。

模型分析

1. 拥挤度：上颌 3mm，下颌 1mm。
2. Bolton 比：前牙 81.02%，全牙 92.49%。
3. Spee 曲线：2mm。

诊 断

1. 软组织：凸面型。

2. 骨型：骨性Ⅰ类；均角。

3. 牙型：安氏Ⅱ¹类；上下牙列轻度拥挤。

治疗计划

拔牙矫治，拔除 14、24、34、44，隐适美矫治器，排齐整平上下牙列，内收上前牙，协调尖磨牙关系，关闭拔牙间隙。矫治后牙列整齐，咬合良好，侧貌改善。

矫治时间

22 个月。

矫治结果

上下牙列排列整齐，前牙覆𬌗、覆盖正常，双侧尖磨牙咬合关系良好。X 线片显示，牙根平行度良好（图 52-2 至 52-7，表 52-1）。

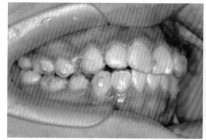 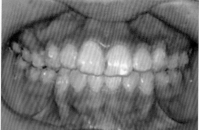 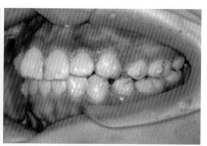

图 52-2 矫治中口内像 排齐牙列第 6 个月

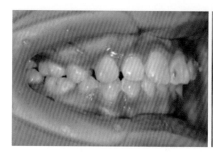 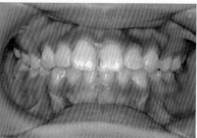 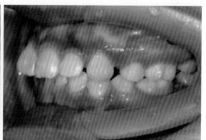

图 52-3 矫治中口内像 内收前牙第 12 个月

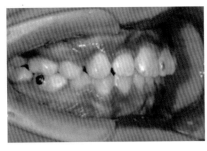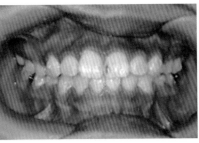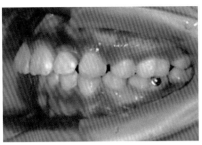

图 52-4　矫治中口内像　协调磨牙关系第 15 个月

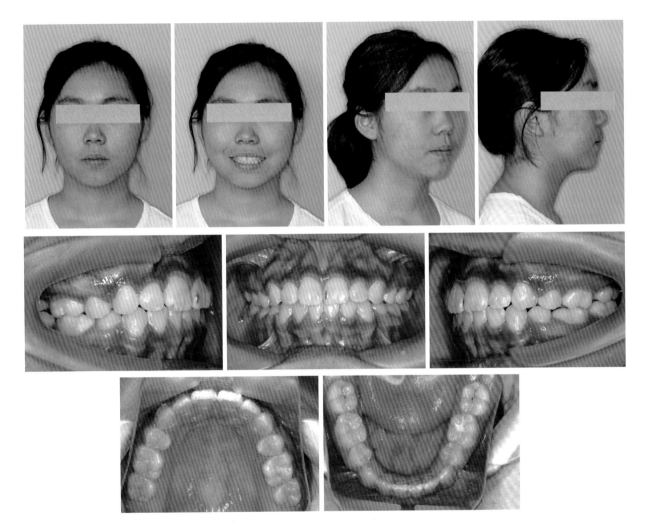

图 52-5　矫治后颜面像及口内像

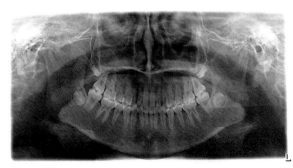

图 52-6　矫治前后全口曲面体层片比较

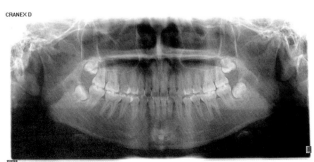

表 52-1　矫治前后头影测量分析

245

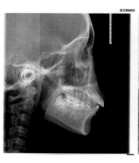 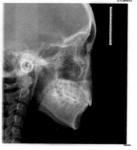 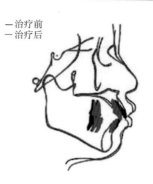 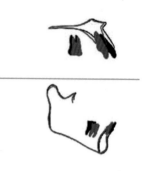

—治疗前
—治疗后

图 52-7　矫治前后头颅定位侧位片及重叠图

测量项目	正常值	治疗前	治疗后
SNA（°）	83.13 ± 3.60	83.1	82.5
SNB（°）	79.65 ± 3.20	78.6	78.5
ANB（°）	3.48 ± 1.69	4.5	3.9
Ptm-A（mm）	44.89 ± 2.76	48.1	47.4
Ptm-S（mm）	17.70 ± 2.24	12.1	11.6
Go-Po（mm）	72.53 ± 4.40	72.3	71.1
Pcd-S（mm）	17.48 ± 2.62	18.56	17.21
SN-MP（°）	32.85 ± 4.21	34.7	34.2
FMA(FH-MP)（°）	28.2 ± 5.45	34.1	34.8
U1-L1（Interincisal Angle）（°）	126.96 ± 3.54	107.8	127.1
U1-NA（°）	21.49 ± 5.92	30.5	21.3
U1-NA（mm）	4.05 ± 2.32	9.1	3.8
L1-NB（°）	28.07 ± 5.58	37.2	27.7
L1-NB（mm）	5.69 ± 2.05	9.6	5.2

矫治体会

■问题一：本病例为何选择拔除 4 个第一前磨牙？

该患者上下前牙前突、凸面型，且拥挤主要集中于前牙，故选择拔除 4 个第一前磨牙。其内收前牙效果更好，更有利于改善凸面型。

■问题二：隐形矫治拔牙病例矫治中前牙转矩如何控制？

拔牙患者在应用隐形矫治器进行矫治时仍需牢记前牙转矩控制，方案设计时需增加压力区或 Power ridge 等装置，以控制前牙转矩，避免过度内收。同时，由于矫治器效率及生物力学原理的原因，应在设计时即增加前牙转矩过矫治，并在矫治过程中密切关注前牙转矩的表达。

（邹　敏）

病例 53 慢性牙周炎成人单颌拔牙隐形矫治

患者，女，48 岁。

主诉

牙列不齐，要求治疗。

病史

患者自觉下前牙牙齿不齐，要求治疗。否认家族史；否认全身病史及过敏史。

检查

颜面 正面均面型；侧貌凸面型，颏唇沟浅，颏肌紧张。下颌角正常（图 53-1）。

牙列 恒牙列，17~27、37~47。上下牙弓均为卵圆形，左右基本对称；上下牙弓协调。

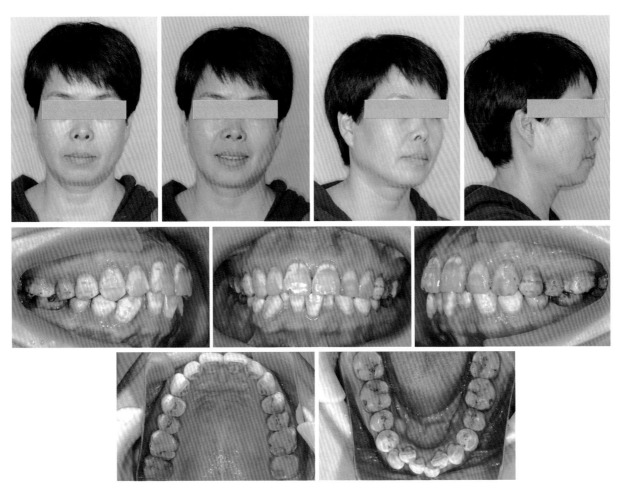

图 53-1 矫治前颜面像及口内像

前牙覆殆覆盖正常，下中线右偏约 2mm；双侧尖磨牙中性关系。全口牙釉质发育不全，口腔卫生状况一般，牙龈轻度炎症（图 53-1）。

功能检查　患者否认有口腔不良习惯；下颌运动过程中，牙位与肌位一致，无早接触；张口度正常，张口型正常，张口过程中下颌无偏斜；双侧关节未见异常，关节及咬肌区无压痛。

模型分析

1. 拥挤度：上颌 0 mm，下颌 5mm。
2. Bolton 比：前牙 82.1%，全牙 91.2%。
3. Spee 曲线：2 mm。

诊　断

1. 软组织：凸面型。
2. 骨型：骨性 I 类；均角。

3. 牙型：安氏 I 类；下牙列中度拥挤；下牙弓中线右偏约 2mm。
4. 其他：慢性牙周炎；釉质发育不全。

治疗计划

完善牙周治疗。拔除 42，隐适美矫治器。排齐整平牙列，解除下前牙拥挤。矫治后牙列整齐，双侧咬合关系良好，侧貌基本不变。

矫治时间

9 个月。

矫治结果

上下牙列排列整齐，前牙覆殆、覆盖正常，双侧尖磨牙咬合关系良好（图 53-2 至 53-6，表 53-1）。

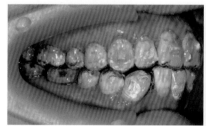
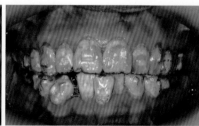
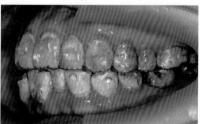
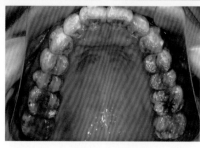
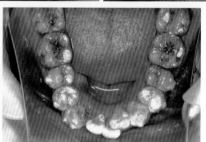

图 53-2　矫治中口内像

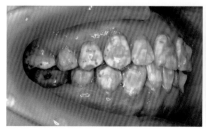
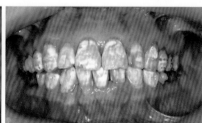
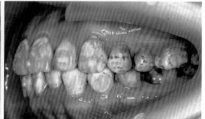

图 53-3　矫治中口内像

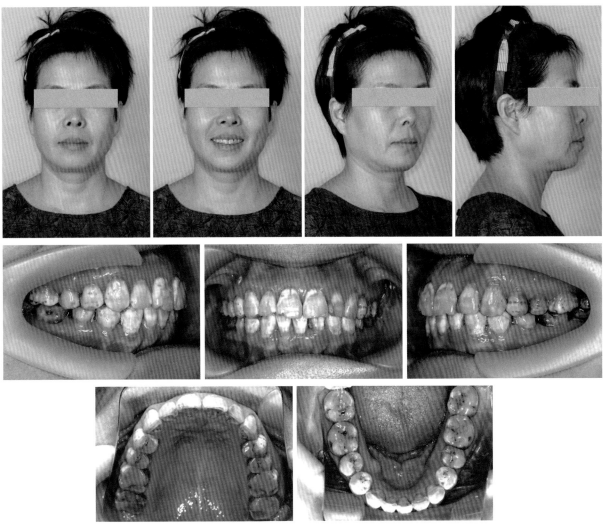

图 53-4　矫治后颜面像及口内像

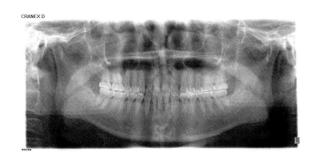

图 53-5　矫治前后全口曲面体层片比较

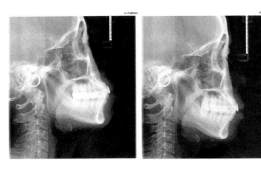

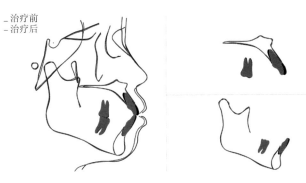

图 53-6　矫治前后头颅定位侧位片及重叠图

表 53-1　矫治前后头影测量分析

测量项目	正常值	治疗前	治疗后
SNA（°）	82.8 ± 4.0	84.5	82.9
SNB（°）	80.1 ± 3.9	80.7	79.4
ANB（°）	2.7 ± 2.0	3.8	3.5
Ptm-A（mm）	44.89 ± 2.76	47.6	45.6
Ptm-S（mm）	17.70 ± 2.24	20.8	22.4
Go-Po（mm）	72.53 ± 4.40	72.0	71.7
Pcd-S（mm）	17.48 ± 2.62	18.3	17.9
SN-MP（°）	32.85 ± 4.21	30.9	31.8
FMA（FH-MP）（°）	28.2 ± 5.45	24.6	27.1
U1-L1（°）	124.2 ± 8.2	108.2	121.3
U1-NA（°）	21.49 ± 5.92	31.2	25.7
U1-NA（mm）	4.05 ± 2.32	8.3	2.4
L1-NB（°）	28.07 ± 5.58	36.9	29.4
U1-NA（mm）	5.69 ± 2.05	11.4	3.0

矫治体会

■问题一：该患者矫治方案的制定有何考虑？

成人患者在矫治中要更关注咬合的稳定性、关节的位置适应性以及牙周的状况，确定矫治目标时，应结合现实情况遵循微量牙移动、细丝轻力等原则，不强调达到理想殆关系。该患者系成人患者，牙周情况欠佳，主诉为下前牙牙列不齐，需扩展间隙解除拥挤。患者双侧咬合关系稳定，拔除舌侧错位的 42 可以提供足够间隙，牺牲下牙弓中线，在满足成人微量牙移动的同时，缩短治疗周期，也能够取得较为理想的结果。同时，通过纠正弓形和拔牙，矫正后上下前牙角度均正常，直立于牙槽骨内，牙长轴与咬合力方向一致，避免殆力造成的牙周负担，有助于患者牙周情况的稳定。

（邹　蕊）

患者，女，24岁。

主诉

牙列不齐，影响美观。

病史

患者自换牙后，自觉牙不齐，遂来我院求

治，否认家族史、全身病史及过敏史。

检查

颜面 正面均面型，左右基本对称；侧貌凸面型，鼻唇角小，上唇位靠前，颏位正常，下颌角正常（图54-1）。

牙列 上下牙弓方圆形，左右基本对称；

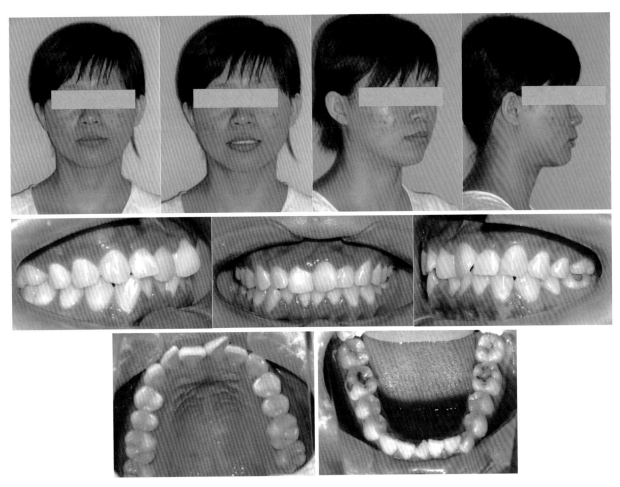

图54-1 矫治前颜面像及口内像

上下牙弓不协调。恒牙列，11~17、21~27、31~38、41~48。前牙Ⅱ度深覆𬌗，覆盖基本正常，下中线右偏约 1mm。双侧尖磨牙中性关系。口腔卫生状况一般，牙龈无炎症，黏膜无异常（图 54-1）。

功能检查 患者自诉无口腔不良习惯。下颌运动过程中，牙位与肌位一致，无早接触。张口度正常，张口型正常，张口过程中下颌无偏斜。无关节弹响及咬肌区压痛。

模型分析

1. 拥挤度：上颌 3 mm，下颌 2 mm。
2. Bolton 比：前牙 76.8%，全牙 89%。
3. Spee 曲线：2.8mm。

诊 断

1. 软组织：凸面型。
2. 骨型：骨性Ⅰ类；均角。

3. 牙型：安氏Ⅰ类；上下牙列轻度拥挤。

治疗计划

不拔牙矫治，隐形矫治，适当邻面去釉为上下颌前牙提供间隙，解除拥挤，排齐整平上下颌牙列，协调尖磨牙关系（表 54-1）。矫治结束后，上下牙列整齐，咬合良好，双侧尖磨牙中性关系，侧貌基本不变。

矫治时间

12 个月。

矫治结果

上下牙列排列整齐，前牙覆𬌗、覆盖正常，双侧尖磨牙咬合关系良好，上下颌中线与面中线一致。X线片显示，牙根平行度良好（图 54-2 至 54-5）。

表 54-1　JXY_09635 矫正方案

上颌牙齿减径方案：

项目	A1(右上)	A2	A3	A4	B1(左上)	B2	B3
近中	0.3mm	0.2mm	0.4mm	0.2mm	0.3mm	0.2mm	0.4mm
远中	0.3mm	0.2mm	0.2mm		0.3mm	0.2mm	

下颌牙齿减径方案：

项目	C1(右下)	C2	C3	D1(左下)	D2	D3
近中	0.1mm	0.1mm	0.2mm	0.1mm	0.1mm	0.2mm
远中	0.1mm	0.1mm		0.1mm	0.1mm	

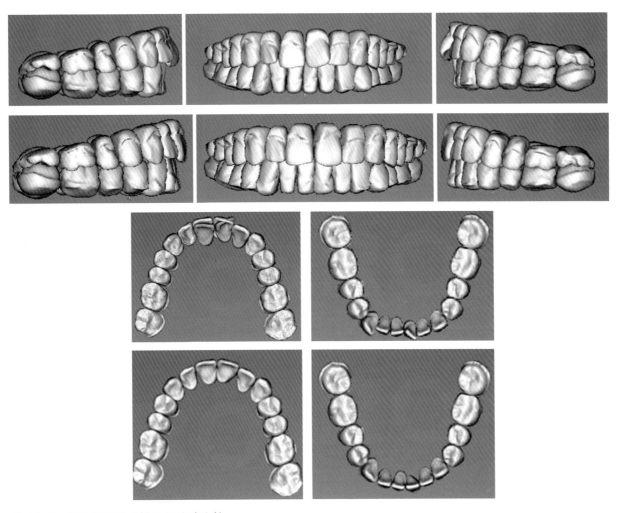

图 54-2　矫治前后软件模拟牙移动比较

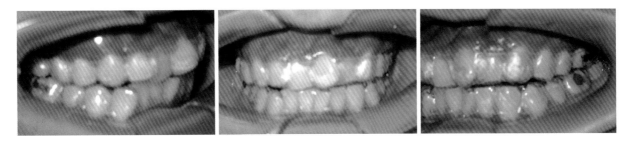

图 54-3　矫治中口内像　排齐整平牙列

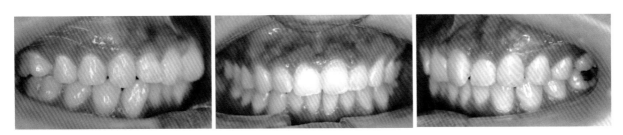

图 54-4　矫治中口内像　片切上下前牙

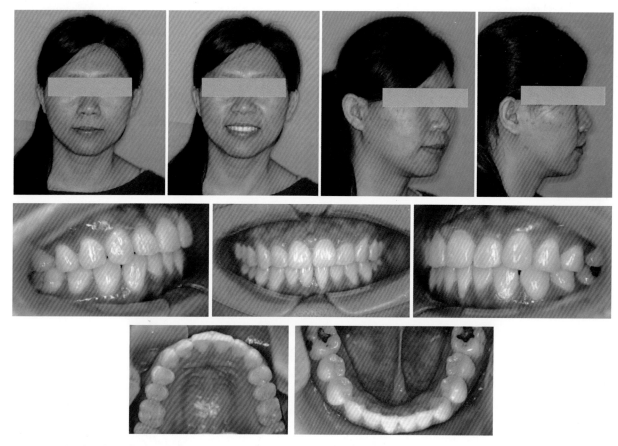

图 54-5　矫治后颜面像及口内像

矫治体会

■问题一：对于该患者，为何选择邻面去釉？

患者面型微凸，上下颌轻度拥挤且患者对

面型要求不高，口腔卫生较好，非龋易感体质。后牙𬌗关系良好，梯形牙冠形态，故选择对患者伤害较小的前牙邻面去釉。

（邹　敏）